U0144603

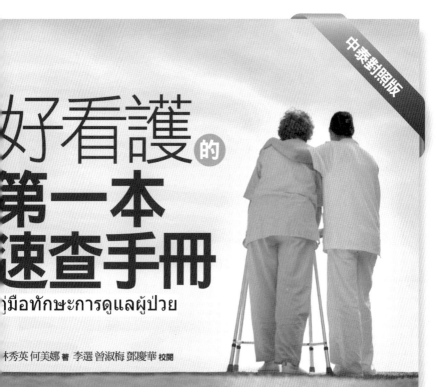

中泰對照版

好看護的
第一本
速查手冊

คู่มือทักษะการดูแลผู้ป่วย

林秀英 何美娜 著　李選 曾淑梅 鄧慶華 校閱

ฉบับภาษาไทยจีน

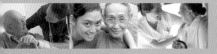

校閱者簡介

◎李選教授

▶現任

單位	職稱	年月
中山醫學大學護理學系、所	教授兼主任、所長（教字第 9271 號）	90.8～迄今
台灣護理學會	第二十七屆理事長	92～迄今
中華民國紅十字會	理事	92～迄今
中華民國護理師護士公會全國聯合會	理事	83～迄今
台灣省護理師護士公會	常務理事	83～迄今
中華民國精神衛生護理學會	理事	86～迄今
台中市護理師護士公會	常務理事	93～迄今
國際護理榮譽學會	監事	93～迄今

▶學歷

· 美國德州大學護理研究所博士（72.9～76.5）

· 美國德州大學護理研究所碩士（69.9～71.5）

· 國防醫學院護理學系學士（58.9～62.8）

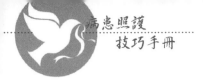

▶經歷

單位	職稱	年月
台灣護理學會	第二十七屆理事長 第二十六屆常務理事暨國際事務委員會主任委員	92～94 89～91
中華民國護理學會（前台灣護理學會）	第二十五屆常務理事暨護理教育委員會主任委員	86～88
中華民國護理學會（前台灣護理學會）	第二十四屆常務理事暨護理教育委員會主任委員	83～85
中華民國護理學會（前台灣護理學會）	第二十三屆常務理事暨臨床護理委員會主任委員	80～82
台灣護理學會（前中華民國護理學會）	第二十二屆理事	77～79
台北醫學大學護理學系、所	教授	89.8～90.7
弘光技術學院護理學系	教授兼系主任	85.8～89.7
長庚大學護理學系	教授兼系主任	78.8～85.7
國立陽明大學護理學系	副教授	76.8～78.7
美國德州州立醫院護理部	督導	72.9～76.7
美國佛州奧岱爾醫院護理部	副主任	71.9～72.8
台北榮民總醫院護理部	副護理長	67.5～69.8
國防醫學院護理學系	助教	62.8～66.7

◎ 曾淑梅

▶現任

- ·中山醫學大學附設醫院護理部主任
- ·中山醫學大學護理系兼任講師
- ·中台醫護技術學院護理系兼任臨床實習顧問

▶學歷

- ·中山醫學大學醫研所護理組碩士

◎ 鄧慶華

▶現任

- ·中山醫學大學附設復健醫院督導
- ·中山醫學大學護理系兼任講師
- ·中台技術學院護理系兼任講師

▶學歷

- ·中山醫學大學醫學研究所碩士

作者簡介

◎林秀英

▶**現任**

‧財團法人台中仁愛之家附設靜和醫院護理主任

▶**學歷**

‧中山醫學大學護理研究所碩士班進修

‧弘光科技大學護理系學士

▶**經歷**

‧光雄醫院內科病房護理長

‧中山醫學大學附設復健醫院護理長

‧中山醫學大學附設醫院出院準備服務護理師

◎何美娜

▶**現任**

‧中山醫學大學附設復健醫院臨床護理師

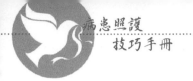

學歷

· 弘光科技大學護理系學士

經歷

· 中山醫學大學附設復健醫院出院準備服務護理師

推薦序

　　中山醫學大學附設復健醫院於民國七十八年開始營運，至今已將近十六年，復健科病房有九十三床，腦中風、腦傷以及脊髓損傷的重殘患者就占了八、九成。在患者復健早期或甚至是終身常需要一位全天候的照顧者，因此在家屬之外，常需要僱用其他照顧者來幫忙。由於經濟的因素，不少家庭不得不僱用外籍看護工來幫忙。外籍看護工雖然接受過基本的語言及照護訓練，但是照顧重殘的病患時，仍然有許多需要學習的看護技巧。

　　本院例行性會在床邊或者舉辦各種衛教課程，來提高患者、家屬及照顧者對傷病的認知，以及學習正確的照護技巧。近幾年大量外籍看護加入照護的行列，由於民俗文化不同、語言的隔閡，造成教導上嚴重的障礙。偶爾有翻譯人員來院時，我們會請他們幫忙溝通。由此而產生一個靈感，何不將我們平常已經做好的中文衛教單張，做一些增補，然後翻譯成各種外籍看護的本國語言，減少護理人員教導上的困難，提高看護工的照護品質。

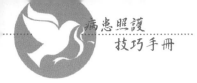

　　經過本院護理部與出院準備小組的努力後，很快的就完成了中文衛教單張的製作。接下來是尋求各種常用語言（英文、越南文、泰文、印尼文）翻譯師來進行翻譯，幾經波折，最後由豐田國際開發有限公司翻譯師協助完成。之後又面臨經費以及編印排版的困難，經過院內同仁的多方努力，花了四年時間，方才完成四種外籍語言的衛教單張印製。

　　首先在本院試用，護理同仁覺得語言溝通的困擾減少了，經過反覆的示範教學後，外籍看護工的照護技巧果然有明顯的進步。之後，我們把這些衛教單張提供給其他醫療院所使用，得到很好的反應。因此，決定翻印成《病患照護技巧手冊》，希望資源共享，能造福更多的醫療院所、看護人員以至於患者。

　　在此特地感謝本院護理部以及出院準備服務小組同仁們的熱心與努力！

中山醫學大學附設復健醫院院長

畢柳鶯

目錄

（泰文版）

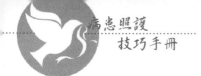

1 ดูแลผิวหนัง

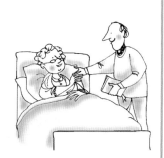

皮膚照護

一、ประเด็นสำคัญ

重點

หลีกเลี่ยงการทับแล้วเกิดเป็นแผล.

避免壓瘡。

✤ทับเป็นแผล

壓瘡：

▶เป็นเพราะว่าถูกทับ ก่อให้จุดนั้นของผิวหนังเส้นเลือดอุดตัน ผิวหนัง แดง และเป็นผุผอง ลอก ผิวหนังตาย เป็นอาการแผลเปื่อยเน่า มีอาหารเหมือนเป็นไข้ตัวร้อน เจ็บปวดเป็นหนอง เพิ่มอัตราติดต่อ ในเลือดเป็นต้น.

因爲皮膚受壓迫，導致該部位發生血流阻塞，皮膚產

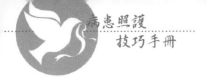

生發紅、形成水泡、破皮、皮膚壞死、潰瘍等現象。

伴隨發燒、疼痛、化膿等症狀；引起感染、敗血症等。

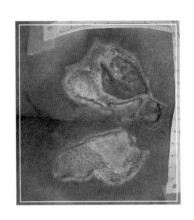

二、สาเหต

原因

ไม่สามารเคลื่อนไหวและเปลี่ยนท่านอน สารบำรุงร่างกายไม่พอ ความดันต่ำ บวมน้ำ คนแก่ อัดทับ ผิวหนังเสียดสี ชื้น ไม่สะอาด ผิวหนังเป็นแผล ปัสสาวะและอุดจระออกโดยไม่รู้สึก.

無法活動及更換姿勢、營養不良、貧血、水腫、衰老、壓迫、皮膚摩擦、潮濕、不乾淨、皮膚有外傷、大小便失禁等。

三、จุดที่อาดเกิดขึ้นบ่อยๆ

容易發生部位

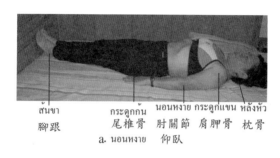

ส้นขา
腳跟
กระดูกก้น
尾椎骨
นอนหงาย
肘關節
กระดูกแขน
肩胛骨
หลังหัว
枕骨

a. นอนหงาย 仰臥

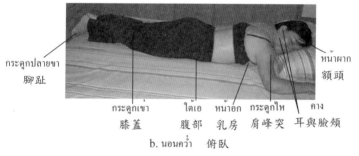

กระดูกปลายขา
腳趾
หน้าผาก
額頭
กระดูกเข่า
膝蓋
ใต้เอ
腹部
หน้าอก
乳房
กระดูกไห
肩峰突
คาง
耳與臉頰

b. นอนคว่ำ 俯臥

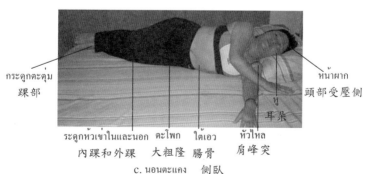

กระดูกตะตุ่ม
踝部
หน้าผาก
頭部受壓側
耳朵
ระดูกหัวเข่าในและนอก
內踝和外踝
ตะโพก
大粗隆
ใต้เอว
腸骨
หัวไหล
肩峰突

c. นอนตะแคง 側臥

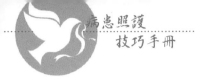

四、วิธีป้องกันล่วงหน้า

預防方法

1.ต้องเปลี่ยนท่าอย่างน้อยชั่วโมงละ 2 ครั้ง พลิกตัว 1 ครั้ง เพื่อไม่ให้ส่วนหนึ่งทับ นานเกินไปถ้าเป็นผู้ป่วยข้างนั้นอัมพาต เวลาครั้งหนึ่งห้ามเกินครึ่งชั่งโมง หากมี ส่วนผิวหนังแดงแล้วห้ามทับบริเวณนั้นเป็นอันขาด ควรพลิกตัวบ่อยยิ่งขึ้น.

至少每 2 個小時更換姿勢、翻身一次，避免同一部位受壓太久。若翻向肢體痲痺側，時間不可超過半小時。若皮膚有發紅部位，則勿壓迫該部位，應縮短翻身的間隔時間。

2.เวลาที่ใช้ท่านั่งทุกๆ 10-15นาทีให้ยืนขึ้นออกกำลังกายหรือเปลี่ยนท่าสะ10-15นาที.

採坐姿時，每 10-15 分鐘做撐起運動或是改變姿勢 10-15 秒。

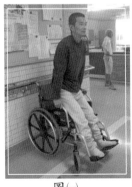

圖㈠

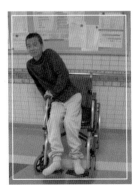

圖㈡

3.หัวเตียงห้ามปรับสูงเกิน 30 องศาถ้าหากว่าจะนั่งละก็ต้องปรับทั้งหัวและขาเตียง แล้วใต้ขาให้ใช้ของรองในท่าที่สะบาย.

床頭勿搖高於 30 度角，若要坐起必須床尾同時搖高，並在腳部給予適當的支托。

4.สามารใช้หมอน ผ้าห่ม ผ้าปุ ถุงน้ำหรือวัสดุอื่นที่อ่อนนุ่มปุวางล่างกระดูกที่อาจ ได้รับบาดเจ็บได้ง่าย และหนุนร่างกาย.

可利用枕頭、棉墊、棉被、水球或其他柔軟的工具置於易受壓的骨突處，支撐身體。

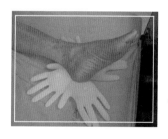

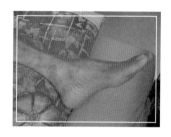

圖(一)

圖(二)

5.ใช้อุปกรณ์ป้องกันล่วงหน้า เช่น ： ผ้าปุลม.

使用預防工具，例如：氣墊床。

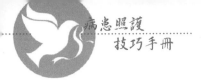

6.ใช้ผ้าปูที่นอนช่วยในการเคลื่อนย้ายผู้ป่วย พลิกตัว หรือสองคนช่วยกันอุ้ม ห้าม ใช้วิธีลากผู้ป่วย.

利用床單協助搬運、翻身，或兩人合抱，勿以拖拉的方式。

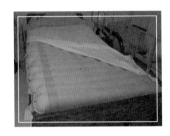

7.ดูแลผิวหนังให้สะอาดและแห้งตลอด สามารใช้ครีมทานวดได้.

保持皮膚清潔、乾燥，可使用乳液按摩。

8.สารอาหารและน้ำต้องไม่ขาด.

充足的營養與水分。

9.เสื้อผ้า เตรียงต้องไม่เข็งเกินไป ผ้าปุเตียงต้องเรียบ ห้ามหยิกยับ.

衣物、床褥要柔軟，床單要鋪平整，勿有皺褶。

10.เพื่อป้องกันไม่ให้เกิดบาดแผล.

避免造成外傷。

11.สังเกตดูผู้ป่วยบ่อยๆ โดยฉะเพราะท่าวางของท่อนกระดูกทั้งหมด หากกระดูกไม่ ไม่สามารขยับได้อีก ส่วนนั้นของผู้ป่วยจะไม่มีความรู้สึกอีกแล้ว และไม่สามาร รับรู้ว่าเจ็บปวดตอนูกทับ จะทำให้เกิดแผลง่ายมาก.

常檢視病患，尤其是肢體的擺位。肢體癱瘓後，病人患部的感覺會消失，無法感覺疼痛或受壓，極易受傷。

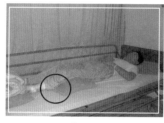

圖(一)

圖(二)

12.ทุกครั้งที่พลิกตัว ต้องตรวจเช็คสภาพของผิวหนังด้วย.

每次翻身時，檢查皮膚狀況。

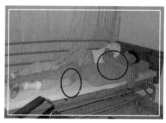

2 จะช่วยเขาสระผมอย่างไร

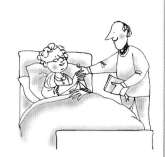

如何給予病患洗頭

คุณกี่วันสระผมครั้งหนึ่ง และหลังสระผมแล้วคุณจะรู้สึกสดชื่นและสบายใช่ไหม คนที่คุณดูแลอยู่ ได้สระผมบ่อยๆเหมือนคุณหรือเปล่า เรารองมาทำดู มันไม่ยากเลย ช่วยเขาสระผม จะทำให้เขารู้สึกสะบายไปอีกสักพักหนึ่งเหมือนกัน !

您多久洗一次頭？洗頭後是否覺得清爽舒適？您所照顧的病患，是否也跟您一樣常常洗頭？來做做看，一點也不難，為病患洗個頭，會讓他舒服好一陣子喔！

▶ หากว่าเขาสามารถลุกขึ้นจากเตียงนอน ให้ไปสระผมที่ห้องอาบน้ำอาทิตย์ละ1-2ครั้ง.

如果病患可以下床，請每週到浴室洗頭 1-2 次。

▶หากว่าเขาไม่สามารลุกจากเตียงนอนละก็ ต้องสระผมบนเตียงและเครื่องใช้ที่คุณต้อง

如果病患不方便下床，則在床上洗頭，您需準備下列用物：

เตรียมคือ ถังน้ำสองอัน (อันหนึ่งใส่น้ำสะอาดและอีกอันหนึ่งใส่น้ำสกปรก) ไดเป่าผม ผ้าขนหนูใหญ่ และเล็ก ถุงพลาสติกใหญ่หรือแผ่นสระผมก็ได้ น้ำยาสระผม หวี ขันน้ำ.

兩個水桶（分別裝清水與髒水）、水瓢、大毛巾、毛巾、大型塑膠袋或洗頭墊、洗髮精、梳子、吹風機。

ก่อนสระผมควรใช้หลังมือตรวจน้ำอุ่นนะ！

裝水前別忘了先用手背測試水溫喔！

1.เตรียมแผ่นสระผมหรืออ่างสระผมก็ได้ให้เรียบร้อย ผ้าขนหนูใหญ่ให้ม้วนกลมยาว—— ใส่เข้าไปในถุงพลาสติก —— ทำให้เป็นรูปคอกลม แล้วใช้ผ้ากาวติกให้แน่น.

備好洗頭墊或自製洗頭槽——大毛巾捲成長筒狀——放入大塑膠袋底部，做成馬蹄型以膠帶固定。

2.ให้เขานอนหงาย ให้หัวขยับไปข้างเตียง —— แผ่นสระผมหรืออ่างวางบนคอ และวางถังน้ำรองน้ำสระผมไว้ข้างล่าง.

協助病患平躺，頭移到床沿——洗頭墊（槽）放在頭頸部，其下擺放在預裝髒水的桶中。

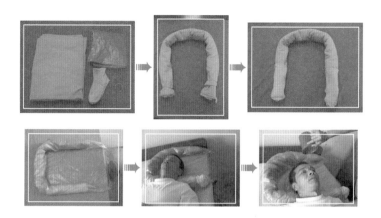

3. ใช้น้ำยาสระผมสระนวดผม เกาๆผม แล้วใช้น้ำสะอาดล้างออก ทำเหมือนกันหลายๆ ครั้งจนผมสะอาด และต้องระวังอย่าให้น้ำหรือฟองสบู่เข้าตาผู้ป่วย.

以洗髮精搓洗頭髮，抓抓癢，再以清水沖洗，可重複
此步驟直到乾淨爲止，注意水或泡沫勿跑到眼睛及耳
朵。

4. ใช้ผ้าแห้งหุ้มผม ขยับของใช้อื่นๆออกให้หมด ให้ผู้ป่วยอยู่ในท่าที่สบาย แล้วค่อย นำ ผ้าขนหนูอันใหญ่ที่อยู่ในถุงพลาสติกมาเช็ดผมให้แห้ง หรือจะใช้ไดเป่าผมให้แห้ง ก็ได้ หลังจากนั้นหวีผมให้เรียบร้อย.

以乾毛巾包裹頭髮，移去用物，安排好舒適臥位後，
再取出塑膠袋中的大毛巾來擦乾頭髮，也可以使用吹
風機將頭髮吹乾，之後梳理整齊即可。

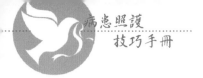

❖ดูตอนนี้เขาคงจะสดชื่นน่าดูเลย และอย่าลืมแสดงความยินดีกับเขาด้วย.

看看病患現在是否神清氣爽？別忘了，也給自己一個
大大的喝采！

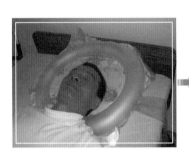 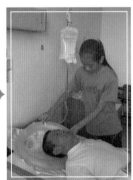

3 ล้างหน้าและแปลงฟัน

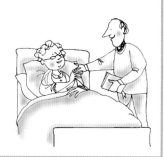

口腔清潔與
洗臉

ตื่นเช้ามา ล้างหน้าแปลงฟันแล้วจะรู้สึกสดชื่นใช่ไหม บเขาก็เหมือน กัน ไม่ได้รับปร
ะทานอาหารเข้าทางปาก มีกลิ่นปากเป็นสิ่งที่ปกติอยู่แล้ว ล้างหน้าและ แปลงฟันให้เขาเริ่มต้
นวันใหม่อย่างสดใส.

　　早上起床，刷牙洗臉後是不是覺得很舒服？對病患來說也是一樣的，未經口進食，口腔的異味是難免的，幫病患清潔臉及口腔後，與他一起迎接新的一天。

一、ของใช้ที่คุณต้องเตรียมตัว

您需準備的用物

ผ้าขนหนู น้ำบ้วนปาก น้ำเปล่า ก้านสำลีช่องปาก อ่างล้างหน้าใส่น้ำอุ่น.
毛巾、漱口水、清水、口腔棉籤、臉盆盛溫水。

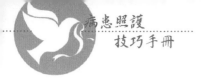

二、ขั้นตอน

步驟

1.ล้างมือ.

洗手。

2.สูบเสมหะ.

抽痰 。

3.พยุงให้เขานอนเอนข้าง.

協助病患側躺。

4.ก้านสำลีช่องปากจุ่มน้ำให้เปียก ทำความสะอาดของเหลวในช่องปาก.

將口腔棉籤沾濕，清除口內分泌物。

5.ใช้ก้านสำลีจุ่มน้ำยาบ้วนปาก ทำความสะอาดฟัน ร่องฟันและรากฟัน.

將口腔棉籤沾漱口水，清潔牙齒、牙縫及牙齦。

6.ผ้าขนหนูจุ่มน้ำ จุดที่ต้องทำความสะอาดมี : ตา — หู — อบๆรูจมูก — หน้า.

毛巾沾濕，清洗部位應爲：眼睛－耳朵－鼻孔周邊－臉部。

7.เสร็จเรียบร้อย พยุงให้เขานอนในที่เดิม.

完畢，協助病患翻回原位。

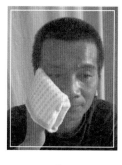

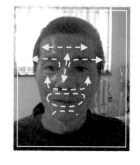

圖㈠

圖㈡

三、ข้อควรสังเกต

注意事項

1.หากผู้ป่วยยังมีความรู้สึกตัว สิ่งที่ควรให้เขาทำปฏิบัติเองเช่น เราต้องเตรียมของใช้ แปลงสีฟัน ยาสีฟัน ผ้าขนหนู ให้เขาช่วยตัวเองและเราคอยอยู่ข้างๆช่วยเหลือเขา ก็พอแต่ต้องระวังอย่าให้น้ำเลอะบริเวณรูหายใจที่เจาะไว้เป็นอันขาด.

若意識清楚，上肢可活動自如，可將牙膏、牙刷、毛巾備好，在旁協助病患自行刷牙即可，但不可使水濺到氣管切口內及周邊。

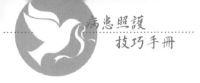
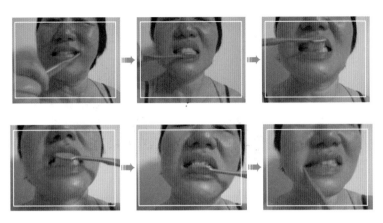

2. ขณะใช้ก้านสำลีอย่าเสียบเข้าไปลึกมากนัก เพราะจะทำคนไข้อวกได้.

清洗時口腔棉籤不要插入太深，避免嘔吐。

4 จะทำความสะอาดมือและเท้าของเขาอย่างไร

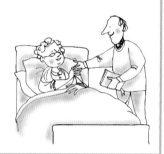

如何清潔病患的手和腳

คุณเคยส่งสัยไหมว่า ผู้ที่มือและเท้าของใช้กาลไม่ได้นั้นจะต้องล้างมือล้าง เท้าทุกอาทิตย์หรือเปล่า สุขภาพร่างกายที่สมบูรณ์อย่างเช่นคุณอาบน้ำ ล้างมือทุกวัน การกระทำเช่นนี้จะช่วยให้ผิวหนังลอกภัยในตัวอย่างธรรมชาติ แต่ว่าเขาไม่สดวกในการ ถูกต้องน้ำ ฉะนั้นกระผิวจะหนาจนลอกยากมาก และอุดตันรูขุมขน และกระผิวเป็นสิ่ง ที่เชื้อโรคชอบเข้าใกล้ทีเดียว ถ้าหากว่าคุณสามารถช่วยเขาทำความสะอาดละก็ และ อัตราการอักเสพของผิวหนังและกลิ่นตัวก็จะหายไปโดยธรรมชาติเอง และเขาก็จะใด ใช้ชีวิตอย่างสะบายตลอด.

您是否曾懷疑，手腳活動不方便的病患是否需要每週徹底清潔手和腳？健康的您每天洗澡、洗手，這些動作讓皮屑自然脫落，但是您的病患不方便碰水，所以皮屑逐漸增厚而無法脫除，阻礙了皮膚的呼吸，而皮屑是細菌喜歡的食物，如果您能幫助病患定期去除，則發炎的機會及身

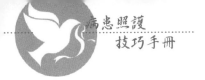

體的異味會自然消失，病患也會過得更舒適。

✤ผู้ที่สามารถลงจากเตียงมาออกกำลังกาย

可下床活動者：

▶ทุกครั้งที่อาบน้ำและอาบในอ่าง ต้องใช้สบู่ล้างนิ้วมือและนิ้วขาทุกนิ้วให้สะอาด โดยฉะเพาะ ตรงกลางของนิ้วทุกนิ้ว ต้องขัดให้สะอาดหมดจด.

每次淋浴或盆浴時，徹底以肥皂清潔每一隻手指、腳趾，尤其是指（趾）間，需搓揉乾淨爲止。

✤ผู้ที่ไม่สดวกในการลงจากเตียง

不方便下床者：

▶ เลือกครั้งหนึ่งหลังจากอาบน้ำเสร็จ แล้ว(นอกจากต้องเตียงเครื่องตัดเล็บแล้วอย่างอื่นไม่ต้อง) หรือจะ ทำอย่างเดียวต้องเตรียม(ผ้าปูพลาสติก กะระมัง ผ้าขนหนู สบู่ กรรไกรตัดเล็บ).

選擇在某一次擦澡時完成（除指甲剪外，不需特別準備用物），或單獨完成（需備塑膠墊、盆、毛巾、肥皂、指甲剪）。

✤ขั้นตอน

步驟：

1.ปูผ้าพลาสติกบนเตียง วางกะระมังน้ำอุ่นเย็นวางบนนั้น.

將塑膠墊放置床上，裝溫熱水盆放置於塑膠墊上。

2.นำมือข้างหนึ่งวางในอ่าง แช่สะหลายนาที แล้วใช้สบู่ขัดล้างนิ้วให้สะอาด โดยฉะเพาะ
กลางนิ้วมือ ล้างน้ำแล้วให้เปลี่ยนอีกข้างหนึ่ง ให้วิธีเหมือนกัน.

將一側的手放入盆中，浸泡數分鐘，再以肥皂搓洗每
一隻手指，尤其指縫，沖水洗淨後再換另一側手，以
相同方法執行。

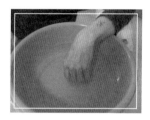

3.ล้างมือเสร็จเรียบร้อยแล้ว เริ่มแช่เท้า ทำเหมือนมือ และขาต้องขัดล้างให้ ไม่มีหนังรัง
แคแห้งจึงจะได้.

手部完成後，進行腳的浸泡與搓洗，方法同前，注意
趾間清洗至無皮屑止。

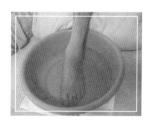

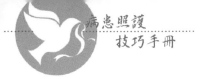
4.ตัดเล็บมือต้องตัดให้เป็นวงกลม.

修剪手指甲，應剪（圓）形。

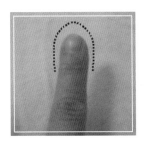

5.ตัดเล็บเท้าต้องตัดให้เป็นเรียบ เพื่อป้องกันไม่ให้เล็บทิ่มเนื้อเท้า และควรตัด ให้สั้นห
น่อยแต่อย่าให้เป็นแผล.

修剪腳趾甲，應修平，以防兩端長入趾肉內，修腳趾
甲時應修短，但不可傷及皮肉。

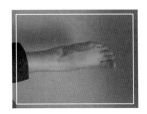

5 ววิธีที่ถูกต้องในการให้ผู้ป่วยกินยา

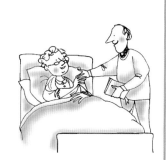

病患正確的給藥

一、เวลาให้ยา

給藥的時間

- ทุกวันัน 每天
- ตอนเช้านเช้า 上午
- ตอนกลางวันนกลางวัน 中午
- ตอนกลางคืนกลางคืน 晚上
- ก่อนนอนนนอน 睡前
- ก่อนอาหารอาหาร 飯前
- หลังอาหารงอาหาร 飯後
- ทุกคืนคืน 每晚

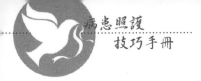

- กลางระหว่างอาหารสองมื้อ

  兩餐之間給予

- วันละ1ครั้ง กินก่อนอาหาร (2ครั้ง 3ครั้ง)

  一天一次早餐前服用（二次、三次）

- วันละ2ครั้ง กินหลังอาหาร

  一天二次飯後服用

- วันละ3ครั้ง กินหลังอาหาร

  一天三次飯後服用

- วันละ4ครั้ง กินหลังอาหารและก่อนนอน

  一天四次飯後及睡前

- ชั่วโมงละ1ครั้ง(2ชั่วโมง 3ชั่วโมง 4ชั่วโมง)

  每小時一次（2 小時、3 小時、4 小時）

- พรุ่งนี้ตอนเช้าาี 明天早上
- ห้ามกินิน 禁食
- เมื่อต้องการ้องการ 需要時
- ให้เมื่อต้องการ(1ครั้ง) 如需要時給予（一次）
- เว้น1วันน 每隔一天
- ให้ทันทันท 立即給予

二、 จำนวนและขนาดยาที่ให้

給藥劑量

· อย่างละ1แม็ด (2แม็ด)

各一顆（二顆）

· ซีซ(กรัม)

毫升（立方公分）

· หยด (1หยด 2หยด 3หยด)

滴（一滴、二滴、三滴）

· เอาน์ทน์ท

盎司

· 1ช้อนชา (2ช้อนชา)

一湯匙（二湯匙）

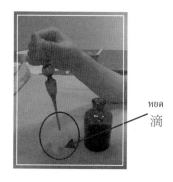

หยด
滴

三、 ชนิดยา

藥物性質

· แคปซูล 　　　　　　膠囊

· ละลายให้จาง100ซีซี (200ซีซี)　　稀釋 100 cc（200 cc）

· ของเหลวหลว　　　　液體

· ยาครีมรีม　　　　　　藥膏

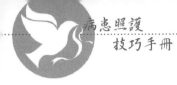

- ยาแม็ดมืด 錠劑
- ยาผงผง 粉劑
- ยาน้ำเชื่อม้ำเชื่อม 糖漿
- ยาแผ่นผ่น 片劑

ยาแม็ดมืด

錠劑

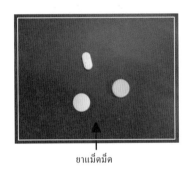

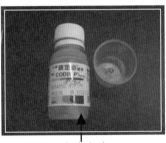

ยาน้ำเชื่อม้ำเชื่อม

糖漿

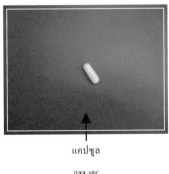

แคปซูล

膠囊

四、วิธีให้ยา

給藥途徑

• กินทางปากปาก	口服
• กลืนลงทางปากลงทางปาก	舌下服用
• สอดทางทวารหนัก (สอด)	肛門給藥（塞劑）
• หูซ้าย	左耳
• หูขวาา	右耳
• หูทั้งสองข้างงสองข้าง	雙耳
• ตาซ้ายาย	左眼
• ตาขวาขวา	右眼
• ทั้งสองตางสองตา	雙眼
• ฉีดเข้าใต้ผิวหนังข้าใต้ผิวหนัง	皮下注射
• ฉีดเข้าในผิวหนังในผิวหนัง	皮內注射
• ฉีดเข้ากล้ามเนื้อ้ากล้ามเนื้อ	肌肉注射

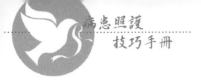

五、จุดที่ฉีดยา (ฉีดยาทำตามขั้นตอนล่างนี้)

注射部位（依照下列順序部位注射）

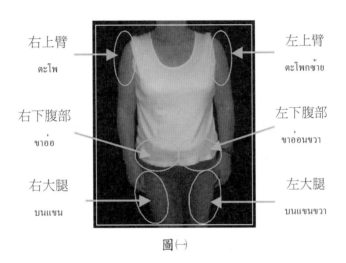

右上臂
ตะโพ
左上臂
ตะโพกซ้าย
右下腹部
ขาอ่อ
左下腹部
ขาอ่อนขวา
右大腿
บนแขน
左大腿
บนแขนขวา

圖㈠

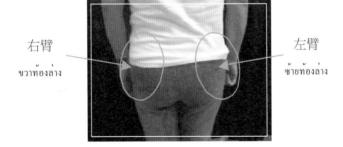

右臂
ขวาท้องล่าง
左臂
ซ้ายท้องล่าง

圖㈡

六、อื่นๆ (ล้างแผลทายา)
其他（傷口換藥）

· ผ้ายายา	貼布
· ยาล้างแผลล้างแผล	優碘
· น้ำเกลือเกลือ	生理食鹽水
· สำลีลองลีลอง	棉墊
· ผ้าพันแผลพันแผล	紗布
· ไม้สำลี้สำล	棉花棒
· ผ้าเทปาเทป	膠布
· ยาครีมครีม	藥膏

6 จะอบรมการกลืนลงและการป้อนอาหารอย่างไร

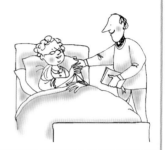

如何進行吞嚥訓練及餵食

สามารทานอาหารเข้าทางปากถือเป็นสิ่งที่มีความสูขที่สุดสำหรับคนเรา หาก ว่าเขาสามารที่จะให้ตนเองทานอาหารเข้าทางปากละก็ คงจะเป็นเรื่องที่น่ายินดีอีกเรื่องนะ เขาอาจจะต้องใช้วิธีการป้อนิเพิ่มเติมโปรตีนอาหารเข้าทางจมูกเป็นช่วงเวลาหนึ่ง และท่อที่ป้อนนี้อาจจะมีโอกาศอนออกเมื่ออาการของเขาดีขึ้นและสามารทานเข้าทางปากได้แล้ว แต่ว่าก่อนที่จะช่วยให้เขาสามารทานเข้าทางปากได้นั้น คุณต้องฝึกให้เขาสามา รที่จะกลืนของลง.

能夠從口吃東西，是人生至大的快樂，如果一個人能保有由口享受美味大餐的能力，該是多美好的一件事！病患可能因病暫時以鼻胃管補充養分，但是這管子是可以隨病情改善而拔除或只補充由口所沒辦法吃的食物，不過在讓病患成功的由口吃東西前，需要您訓練他（她）吞東西的能力。

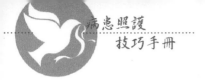

一、จะฝึกสอนเขากลืนของลงอย่างไร

何時可訓練他（她）吞東西

หากคำพูดสามารกระตุ้นให้ผู้ป่วยมีความรู้สึก ใช้ก้านสำลีชุปน้ำใหเขากิน หาก ไม่มีอาการไอ แล้วสามารเริ่มการฝึกได้เลย.

如果病患開始對語言刺激有反應，並以棉籤沾水讓病患吞嚥無咳嗽發生，即可以開始訓練。

二、ของใช้ที่คุณต้องเตรียม

您需要準備的用物

1.ผ้าขนหนู(พันตัว).

毛巾（圍在身上）。

2.อาหาร: ช่วงแรกที่เริ่มฝึกควรใช้ เยลลี่ เต้าหวย บู้ติน เป็นต้น หากสำเร็จแล้วจึงใช้ อาหารที่ละเอียดหรือของเหลว.

食物：吞嚥訓練初，宜採用果凍、愛玉、布丁、豆花等，成功後可採用一般軟質或液體食物。

3.ถ้วยใส่อาหารและช้อนเล็กๆ.

裝食物容器及小湯匙。

三、ขั้นตอน

步驟

1.รอบๆบริเวณรับประทานอาหารต้องเงียบ สนใจและตั้งใจป้อนอย่างเดียว.

維持進餐環境安靜，將注意力集中在進食上。

2.ประคองผู้ป่วยให้อยู่ราว 60–90 องศา วางหมอนหลังหัว ผ้าขนหนูผู้ไว้ใต้คอ ใช้ท่าที่รับประทานสดวกที่สุด.

協助病患起身至 60-90 度，以枕頭放頭後，毛巾置於臉頰下，維持舒適的進食姿勢。

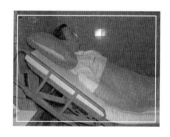

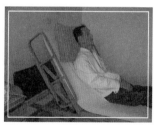

圖㈠

圖㈡

3.ให้ผู้ป่วยมองเห็นอาหารที่จะป้อน เพื่อเพิ่มความอยากแก่ผู้ป่วย จะช่วยให้มีน้ำย่อย.

讓其親眼看見食物，以增加病患食慾，促進消化液之分泌。

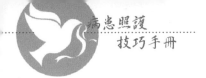

4.ป้อนโดยใช้วิธีคำสัญญาณอาหารคำนึงกลืนสองครั้ง.

以重複口令動作，餵一小口食物，並請病患吞嚥兩次進行。

✤คำสัญญาณคือ

口令：

▶อ้าปากของคุณ ชิมดู และดันลิ้นและอาหารขั้นเพดานปาก หอคอและกลืนอาหารลง ในขณะนี้คุณสามารช่วยเหลือเขา (ผู้ป่วยที่กลืนเองได้ละก็งดขั้นตอนนี้).

打開您的嘴巴，嚐一嚐，用您的舌頭將食物舉至上顎，縮下巴吞下去，其間可用手協助病患（吞嚥無問題的病患可省去此步驟）。

5.ต้องค่อยๆป้อน ปริมาณของทุกคำต้องพอดี หากผู้ป่วยที่เป็นโรคสมองอุดตัน ควรป้อนเข้าในลูกคอเลย.

餵食時要緩慢，每次送入病患口中的食物份量應適中，如腦中風的病患應將食物放入健側口中。

6.ควรป้อนอาหารให้ตรงเข้าในปาก และแน่ใจว่าผู้ป่วยได้กลืนลงแล้วค่อยป้อนต่อ.

食物應準確放入於其口內，需確定病患已咀嚼吞入後才可再餵食。

7.บรรทึกสภาพการกลืน อาหารที่กลืนเข้าจำพวกได้และเกิดอาการพิเศษหรือเปล่า.

記錄吞嚥情形、進食的量與種類，及特別情形之發生。

四、ข้อควรสังเกต

注意事項

1. เมื่อผู้ป่วยเกิดอาการไอ ให้หยุดป้อนทันที ให้ผู้ป่วยพักผ่อนอย่างน้อยครึ่งชั่วโมงแล้ว
ค่อยเริ่มป้อนใหม่ หากเกิดขึ้นบ่อยๆให้เว้นหลายวันค่อยรองใหม่.

當病患發生咳嗽時，請停止餵食，讓病患至少休息半
小時後再試。若屢次發生，則可能病患需延後一段時
日再試。

2. หลังป้อนเสร็จให้นั่งพักผ่อนสักครึ่งชั่วโมง ค่อยนอนลงเพื่อกันไม่ให้อาหารไหลออก.

餵食後需採坐姿休息半小時，再臥床，以防食物逆流。

3. ช่วงฝึกอบรม ท่อป้อนอาหารทางจมูกให้ต่อเหมือนเดิมเพื่อที่ว่าผู้ป่วยจะทานไม่ลง ก็จ
ะให้อาหารและน้ำทางท่อป้อน.

訓練期間，仍應有鼻胃管留置或其他方式，以補充不
足的水分及營養。

4. ป้อนอาหารที่อ่อนสักระยะหนึ่งก่อนค่อยเริ่มป้อนของเหลว.

軟質食物進行一段時日，才可進行液體食物餵食。

7 จะกรอกอาหารทางท่อจมูกอย่างไร

如何由鼻胃管
灌入食物

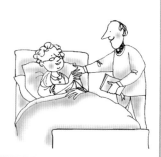

一、ของใช้ที่คุณต้องเตรียม

　準備用物

　　อาหารที่จะกรอก ท่อกรอกอาหาร ผ้าเช็ด กระดาษชำระ.

　　灌食物、灌食筒、毛巾、衛
生紙。

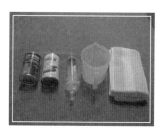

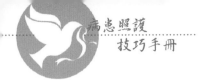

二、เตรียมตัวกรอกอาหาร

灌食物的準備

1.หากเป็นชนิดผง ชงปริมาณพอประมาณ หากเป็นอาหารกระป๋อง้า กรอกไม่หมดต้องนำไปแช่เย็นทันที เวลาต้องการค่อยนำมาอุ่นแล้วกรอก.

若商品爲粉狀者，每次使用適當的量；若爲罐裝液體，則未灌完部分應迅速放入冰箱冷藏，需要時再取出加熱、灌食。

2.อย่าร้อนเกินไป ประมาณ 38-40 องศา.

食物宜加熱至 38-40℃ ，不可過熱。

三、ขั้นตอนการกรอก

灌食步驟

1.ล้างมือก่อน.

洗手。

2.เตรียมอาหารที่จะกรอกและสานที่ๆสบายๆ.

準備灌食物及安排舒適的環境。

3.ช่วยประคองให้ผู้ป่วยนั่งหรือเงยหน้าขึ้น 30-60 องศา (อาหารจะไหลเข้าไปง่าย).

協助病患坐起或頭抬高 30-60 度(使食物能自然流下)。

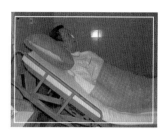
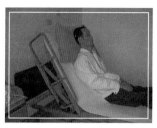

圖(一) 圖(二)

4.ผ้าวางล่างคอ อย่าให้ตัวผู้ป่วยและผ้าปูที่นอนสกปรก.

將毛巾置於臉頰下，保持病患與床單的清潔。

5.จะรู้ว่าท่ออาหารอยู่ในกระเพาะหรือเปล่าโดยเหตุการณ์เหล่าน

以下列任一方式確定胃管是否仍在胃內：

▶ ตรวจสัญลักษณ์ที่ทำไว้บนกระดูกของจมูก หากท่อเลยออกมาเกิน 10 เซน อุดปากท่อ
แล้ว ค่อยๆรับออกมา และแจ้งนางพยาบาลโดยด่วนหากเกินออกมา ไม่ถึง 10 เซน แ
ล้วตรวจ ว่าท่อพันกันหรือเปล่าและค่อยๆดันเข้าไปยังจุดที่ทำ ไว้และติดให้คงที่ใหม่.

檢查鼻胃管的記號，若脫出超過 10 公分時，將灌食端
塞住後，緩緩將管子拉出，通知居家護理師重插管；
若刻度未超過 10 公分，檢查口腔內無纏繞情形，則可
輕輕推進至原刻度位置，重新固定。

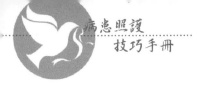

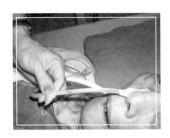

▶ ใช้เครื่องกรอกอาหารดูดเอาอาหารในกระเพราะ เพื่อแน่ใจว่าท่ออยู่ในกระเพราะ หรือไม่ และตรวจดูดอาหารที่คงเหลือในกระเพราะ หากเกินกว่า 50 cc แล้ว รอสักประมาณครึ่ งชั่วโมงค่อยกรอกใหม่ หากการดูดอาหารไม่มีอะไรผิดปกติ ให้ไหลเข้ากระเพราะโดยธ รรมชาติ ใช้หลอดกรอกดูดอาหารหรือยา และหลอดกรอกต้องอยู่สูงกว่าท้อง 30-45 เซ็น อาหารจะได้ค่อยๆไหลลง.

將灌食空針反抽胃內容物，確定胃管仍在胃內，並檢查胃內殘餘食物量，若在 50 cc 以上，則延遲半小時或 1 小時再灌食，無異狀之反抽食物，可讓其自然流回胃內。以灌食筒抽取食物或藥物，將灌食筒的高度定在離腹部上約 30-45 公分處，使食物緩緩流下。

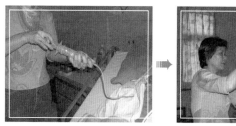

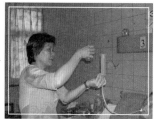

6.หลังกรอกอาหารเสร็จ สูบน้ำอุ่นสัก 30-50 cc กรอกเข้า เพื่อล้างอาหารที่ติดในท่อ.

待食物灌完後，再抽 30-50 cc 溫開水灌入，沖淨管內
剩下食物。

7.อูดปากกรอกให้สนิดตลอด.

將灌食端塞住保持密閉。

四、ข้อควรสังเกต

注意事項

1.ต้องเปลี่ยนผ้าติดบนจมูกทุกวัน และเปลี่ยนจุดสัญลักษณ์ทุกวัน.

每日更換固定鼻胃管固定帶，並更換固定部位。

2.เวลากรอกอาหารพยายามอย่ากรอกอากาศเข้าไป.

灌食過程儘量避免灌入空氣。

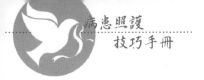

3.หากมีอาการผิดปกติขณะกรอกอาหาร เช่นไอไม่หยุดหรือหายใจไม่สดวก ให้หยุดกรอกทันที.

若灌食中出現異常現象，如咳嗽不止或呼吸變化，應立即停止灌食。

4.ต้องสังเกตจุดที่กำหนดว่าท่อเลยหลุดออกมาหรือเปล่า.

隨時注意鼻胃管是否有脫出。

5.ก่อนกรอกอาหาร 30 นาทีต้องสูบเสมหะก่อน และดูว่าท่อต้องเติมอากาศหรือเปล่า เพื่อป้องกันไม่ให้อาหารไหลไปยังปอด.

灌食前 30 分鐘應先抽痰，並且檢查氣切插管氣囊是否該打氣，以免食物流入肺內。

6.ภายใน 30 นาทีที่กรอกอาหารห้ามให้ผู้ป่วยปรึกตัวหรือลุปเสมหะ.

灌食後 30 分鐘內不要立刻翻身、拍痰。

8 จะล้างแผลและเปลี่ยนยาให้เขาอย่างไร

如何給予病患
正確的換藥

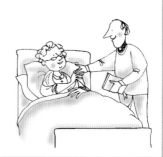

一、จุดมุ่งหมาย

目的

การเปลี่ยนยาในแผลช่วยกำจัดสิ่งสกปรกเชื้อโรคบนแผล (หนอง น้ำเหลือง เนื้อที่ตายแล้ว) ทำให้แผลอยู่ในสภาพสะอาดตลอด และแผลจะหายได้เร็วยิ่งขึ้น.

換藥可以清除傷口上影響癒合的各種物質（膿、分泌物、死肉）！使傷口保持清潔，傷口會好得很快。

二、ของที่ต้องเตรียมเพื่อเปลี่ยนยา

為了換藥，您需準備

1.ก้านสำลีและก้านสำลีที่ฆ่าเชื้อแล้ว(ทาแผล).

無菌棉枝或棉棒（擦傷口）。

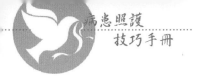
2.น้ำเกลือที่ไร้เชื้อโรค(ล้างแผล).

無菌生理食鹽水（洗傷口）。

3.น้ำยาหรือยาทาหลอด.

藥水或藥膏。

4.ผ้าก๊อตไร้เชื้อโรคและผ้ากาวพลาสติกใส(ปิดแผล).

無菌紗布或透明膠片（蓋傷口）

5.ผ้ากาว.

膠帶。

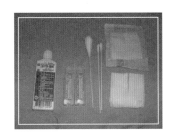

三、ขั้นตอน

步驟

1.ล้างมือ.

洗手。

2.แกะผ้าพันแผลเก่าออก(ก่อนแกะให้แต้มน้ำเกลือหน่อยหนึ่งให้แผลชุ่ม).

撕下舊敷料（粘黏時，先用生理食鹽水沖濕）。

3.สำรวจการเปลี่ยนแปลงของแผล เปลี่ยนเป็นเล็กใหญ่ ของเหล็วมากน้อย สีของแผล แล้วบรรทึกใว้.

以觀察傷口的變化：大小改變？分泌物多少？顏色變化？記錄下來。

4.ใช้ก้านสำลีจุ่มน้ำเกลือ ล้างจากกลางแผลมานอกแผลจนสะอาด.

以棉枝或棉棒沾生理食鹽水，從傷口的中間往外塗擦至傷口清潔爲止。

ระวัง

注意：

- ก้านสำลีอันนึงใช้ได้แค่ครั้งเดียว.

  一枝只能用一次。

- ต้องล้างให้ถึงบริเวณห่างจากปากแผล 2-3 CM.

  清潔範圍至傷口外圍 2-3 公分的地方。

5.หากจำเป็นจริงละก็ให้ใช้วิธีบนนี้ในการทาน้ำยาหรือว่าจะใช้ยาหลอดก็ตาม.

必要時以上述方式塗上藥水或藥膏。

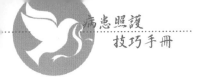

6.ปิดแผลด้วยผ้าก๊อต ติดผ้ากาวให้เรียบร้อย.

蓋上敷料，貼上膠布。

四、ข้อควรสังเกต

注意事項

1.จำนวนครั้งในการเปลี่ยนยาแล้วแต่ว่าแผลจะ(น้ำหนองมากน้อย, แผลใหญ่หรือเล็ก) สำหรับการเปลี่ยนยานั้นให้ปรึกษากับพยาบาลประจำบ้าน.

換藥的次數與傷口狀況有關（分泌物多少、傷口大小），請與居家護理師討論換藥次數。

2.ของใช้ที่นำมาล้างแผลหรือก้านสำลีต้องผ่านการฆ่าเชื้อทั้งหมด ต้องตรวจดู ของที่ใช้ว่าหมดอายุหรือไม่อย่างชัดเจนและฝีมือเทคนิคในการเปลี่ยนยา.

接觸傷口的物品或棉枝必須完全無菌，請您千萬注意物品的保存日期及換藥技術。

3.หากต้องการใช้เครื่องมือพิเศษเช่น้วยรักษา ต้องใช้ตามวิธีที่พยาบาลแนะนำ.

如需其他特殊物品，如治療碗，請依護理師指示使用。

4.จะให้แผลหายไวนั้น นอกจากต้องพึ่งการเปลี่ยนยาและรักษาความสะอาดแล้ว และสองวิธีนี้ก็จะช่วยได้เหมือนกัน.

傷口要好得快，除了靠換藥保持清潔外，下面兩項也很有幫助：

▶มั่นพลิกตัว, ลดเวลาที่แผลถูกทับให้น้อยลง.

勤於翻身，減少傷口受壓力的時間。

▶ สังเกตสารบำรุงร่างกาย ให้รับประทานอาหารจำพวกเนื้อปลาถั่วไข่และ จำพวกวิตามิน A จะช่วยในการสร้างเนื้อบนแผลได้เร็วขึ้น.

注意營養，多吃肉、魚、豆、蛋類及維他命 A，可以幫助病患長肉。

มั่นปฏิบัติแล้วจะคล่องเอง พยายามเปลี่ยนหลายครั้ง คุณจะรู้สึกว่าการเปลี่ยน ยาเป็นสิ่งที่ไม่ยุ่งยามเลย เพียงแต่ทำตามวิธีที่พยาบาลประจำบ้านแนะนำและ ข้อควรสังเกตที่ข้างบนที่เขียนมา เชื่อว่าแผลของผู้ป่วยจะหายได้เร็วยิ่งขึ้น.

熟能生巧，只要多換幾次，您便覺得換藥不是很難的事。只要您依照護理師指示做好換藥及以上注意事項，相信病患的傷口會好得很快。

9 วิธีการสูบเสลด เสมหะออกจากท่อบนคอของผู้ป่วย

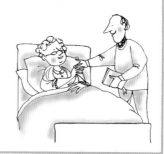

如何從病患的氣切造口抽痰

คนเราเมื่อมีเสมหะติดในคอจะทำให้เรารู้สึกไม่สบายญาติของคุณก็เช่นกันหากมีเสมหะอุดติดอยู่ที่ปากท่อในคอ จะทำให้หายใจไม่สดวกฉะนั้นเราจึงต้องช่วยผู้ป่วยสูบเสมหะออกแล้วจะช่วยให้แกหายใจสดวกยิ่งขึ้น รู้สึกสบายขึ้น.

當我們有痰時會不太舒服，而您的家人的氣切口如被痰所阻塞，將會無法順暢呼吸，因此我們需要幫他（她）抽痰，使他（她）能呼吸更有效、更舒服。

一、เครื่องมือที่ใช้สูบเสมหะ

抽痰用物

1.เครื่องสูบเสมหะ 1 เครื่อง.

抽痰機 1 台。

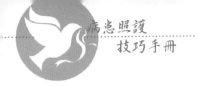

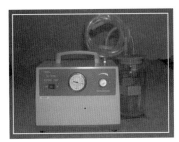

2.น้ำเกลือบริสุทธิ์ไร้เชื้อ 1 ขวด.

　一瓶無菌生理食鹽水。

3.ท่อสูบเสมหะ (ผู้ใหญ่ใช้เบอร์ 14-16 เด็กใช้เบอร์ 6-10).

　抽痰管（大人 14-16 號、小孩 6-10 號）。

4.ถุงมือใหม่ 1 ค.

　無菌手套一隻。

5.ขวดแบบที่มีฝาปิด1ขวด (ควรต้องเขียนติดว่าใช้สำหรับชะล้าง ในนั้นต้องใส่น้ำต้มประ
　มาณ1000 ซีซี).

　有蓋的開口容器一瓶（需註明爲清洗用，內裝蒸餾水
　或冷開水約 1000cc）。

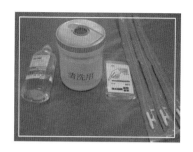

6.แบบปากคอที่มีลูกยางควรต้องเตรียมหลอดเข็มแบบ3ซีซีหรือไม่ก็ 5 ซีซี 1 อัน เพื่อใช้ในตอนที่สูบเสมหะ.

有氣囊的氣切需準備 3cc 或 5cc 空針一支,在抽痰時固定氣切用。

二、ขั้นตอน

步驟

1.ควรต้องล้างมือก่อนทำ.

抽痰前洗手。

2.เปิดที่แผ็กท่อด้านหน้าออก อย่าเพิ่งดึงท่อออกมา.

打開抽痰管連接端之包裝,抽痰管不要先抽出。

3.ใช้ปากท่ออีกที่ยังห่ออยู่ อีกหัวหนึ่งต่อเข้าท่อยางของเครื่องสูบเสมหะ.

抽痰管連包裝袋內,將其一端接到抽痰機的橡皮管上。

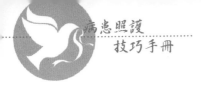

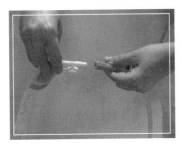

4.มือข้างหนึ่งสวมถุงมือสะอาดแล้วดึงท่อออกมาระวังอย่าให้แตะต้องกับส่งของอย่างอนเด็ดขาด.

一手戴上無菌手套將抽痰管抽出，注意管子不可碰觸其他物品。

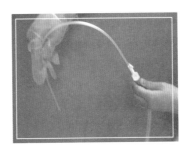

5.มือที่ไม่ได้สวมถุงมือเปิดสวิตย์ของเครื่องปรับความดันให้เข้าที่ (ผู้ใหญ่ 150-200 MM HG เด็ก80-120 MMHG).

以未戴手套的手打開抽痰機，並調好壓力（大人

150-200 mmhg、小孩 80-120 mmhg）。

6.ท่อสูบเสมหะต้องชุปน้ำเกลือบริสุทธ์ให้เปียกก่อน.

先將抽痰管以生理食鹽水潤濕。

7.ค่อยๆสอดท่อสูบเข้าไป (ความลึกต้องประมาณจากปากท่อ ประมาณ 10-15 เซ็น).

將抽痰管輕輕插入（深度以氣切口爲準，深入 10-15 公分）。

8.มือที่ไม่ได้สวมถุงมือคอยปรับความกดดันของเครื่อง.

以未戴手套之手控制，使產生壓力抽吸。

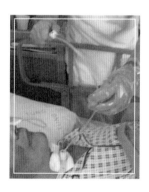

9.มือที่สวมถุงมือคอยหมุนท่อสูบ เป็นขั้นตอน (เวลาที่สอดท่อสูบเข้า ผู้ใหญ่ครั้งหนึ่งห้ามเกิน 10วินาที่ เด็กครั้งหนึ่งห้ามเกิน 5-8 วินาที่).

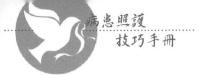

戴手套之手指轉動抽痰管，施行間歇抽痰（抽痰管插入抽痰時間，大人每次不可超過 10 秒、小孩每次不可超過 5-8 秒）。

10.หลังจากสูบเสมหะเสร็จเรียบร้อยแล้ว ค่อยสูบน้ำเปล่าล้างเสมหะของท่อสูบ.

抽痰後，再抽吸清水沖洗管內之痰液。

三、ข้อควรสังเกตุ

注意事項

1.ท่อสูบเสมหะเมื่อแกะออกแล้วห้ามให้ถูกกับสิ่งของอื่นเด็ดขาดเพื่อป้องกันมิให้ติดเชื้อ.

抽痰管抽痰時，不可讓抽痰管碰觸其他物品，以免汙染呼吸道。

2.ตอนที่ผู้ป่วยพูดหรือไอต้องหยุดสูบทันทรอให้พูดเสร็จหรือไอเสร็จแล้วจึงทำต่อ.

病患咳嗽或說話時需暫停抽痰，等病患咳嗽或說話過後再執行抽痰。

3.ท่อสูบเสมหะใช้ได้แค่ครั้งเดียว ห้ามซ้ำเด็ดขาด.

每次抽痰使用一條抽痰管，勿重複使用。

4.ขั้นตอนสูบคือควรสูบปากท่อคอก่อน ค่อยสูบทางจมูก ต้องจำไว้ว่าเมื่อสูบจมูกแล้วห้ามนำมาสูบคออีกเด็ดขาด.

抽痰順序爲先抽氣切管→再抽口鼻，切記抽完口鼻不

可再抽氣切管。

5.เมื่อต้องการสูบครั้งต่อไป ควรห่างกันประมาณ 1-2 นาที หากพบว่าหน้าของผู้ป่วยซีด เขียว ควรต้องหยุดทำและให้ออกซิเจนทันท.

兩次抽痰時間應間隔 1-2 分鐘，若發現病患臉色發青現象，應馬上停止抽痰，給予氧氣使用。

6.เมื่อต้องการสูบเสมหะควรทำก่อนอาหาร 30 นาที หรือไม่ก็ หลังอาหาร 1 ชั่วโมง เพื่อป้องกันอาจอวกได.

抽痰需在進食前 30 分鐘執行或飯後 1 小時執行，以防嘔吐。

7.ขวดเสมหะในเครื่องสูบ บริมาณห้ามกิน 2 ส่วน 3 เพราะอาจมีผลกระทบต่อสูบได.

抽痰機上抽吸瓶的液面不可超過 2/3 瓶，以免影響抽吸的效果。

10 จะดูและทางหายใจของเขาอย่างไร

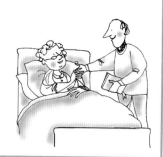

如何照顧病患
的呼吸道

คนในบ้านของท่านไม่ว่าจะหายใจทางปากหรือทางท่อต่อหายใจก็ตาม เมื่อใดที่ เกิดอุ
ดตันแล้วจะก่อให้มีอันตรายต่อชีวิตได้ ฉะนั้น ขณะที่ดูแลทางหายใจของเขาต้อง สังเกตดังนี้:

不論您的家人是從鼻子或氣切口呼吸，一旦這個開口
阻塞了，就會威脅到他們的生命。所以，在照顧病患的呼
吸道時應注意下列事項：

一、เพิ่มประสิทธิภาพการใช้งานของปอด

增加肺功能

1.หากว่าเขายังมีความรู้สึกตัว ให้กำลังใจเขา (ทุกวันวันละ 3 ครั้ง ครั้งละ10-15ที)หาย
ใจลึกๆใช้แรงไอออกมา.

如果病患是清醒的，請鼓勵病患（每天三次，每次 10-15

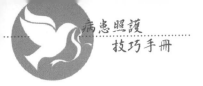

下）做深呼吸及用力咳嗽的活動。

2.พยายามช่วยเขาและให้กำลังใจลุกขึ้นนั่งและลงจากเตียงนอน อย่างน้อยวันละ 1-2 ครั้ง ส่วนเวลานั้นต้องดูว่าผู้ป่วยทนไหวนานเท่าไรจาก 5 นาทีค่อยๆเพิ่มึง 10 นาที 30 นาที.

儘可能鼓勵或協助病患坐起或下床活動，每天至少一至二次，時間隨病患的耐力可逐漸從 5 分鐘增加到 10 分鐘、30 分鐘。

二、 กำจัดเสมหะ

清除痰液

1.หากว่าเขาไม่มีอาการบวมหรือห้ามดื่มน้ำ ควรให้เขาดื่มน้ำเข้าร่างกายอย่างน้อย วันละ 2000-2500 cc (รวมทั้งของเหลวที่ป้อนเข้าไปด้วย)ช่วยละลาย เสมหะที่เหนียวให้อ่อนลงให้ไอออกได้ง่ายขึ้น.

如果病患沒有水腫及限制飲水，每日應喝 2000-2500 cc 之水分（包括灌入的水分），使痰變稀較易咳出。

2.พลิกตัวให้เขาบ่อยๆ ตบหลังและใช้ท่าต่างๆวันละ 3 ครั้งจะไอออกได้ง่ายขึ้น.

經常幫病患翻身，每天三次做背部叩擊及姿位引流，使痰易咳出。

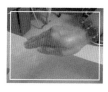 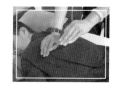 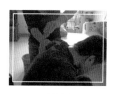

圖(一)　　　　　　圖(二)　　　　　　圖(三)

3.หากว่าปริมาณเสมหะเพิ่มมากยิ่งขึ้นหรือเหนียวเกินไป ควรใช้พร้อมกับยา ละลายเสม
หะและการสูบไอเข้า.

如果痰量增加或太黏不易咳出時，需配合服用化痰劑
及蒸氣吸入。

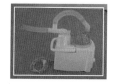 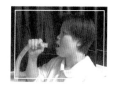 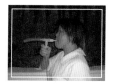

圖(一)　　　　　　圖(二)　　　　　　圖(三)

4.หากว่าเขาได้เจาะรูหายใจ คุณจะต้องเรียนรู้วิธีสูบเสมหะจากทางรู และต้องทำ ความส
ะอาดในหัวรูนั้นทุกวัน.

如果病患有氣切造口，您需學會如何從此造口抽痰的
方法，並每日清潔氣切口及氣切內管。

圖㈠

圖㈡

圖㈢

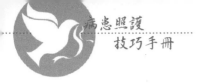

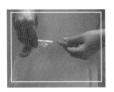

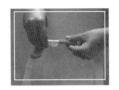

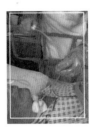

11 วิธีทำความสะอาดและฆ่าเชื้อหลอดลมธาตุซิลิคอน

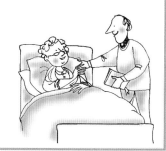

矽質氣切管居家清潔消毒方法

หากหลอดลมที่เขาใช้เป็นวัตุที่ทำจากธาตุซิลิคอน ถ้าในหลอดไม่มีเสมหะที่ เหนียวติดละก็ เราเพียงแค่ให้พยาบาลที่ดูแลผู้ป่วยเปลี่ยนทุกเดือนก็พอ และดังนี้ คือวิธีดูแลและรักษาหลอดลม.

如果病患使用的氣切管是矽膠材質，在沒有痰液凝結阻塞的情況下，只要每個月請居家護理師更換即可，以下是保養氣切管的方法。

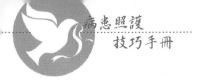

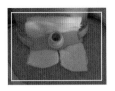

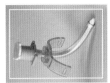

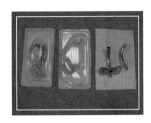

圖㈠ 圖㈡ 圖㈢

一、ชะล้าง

清洗

หลังจากให้นางพยาบาลประจำบ้านใช้น้ำยาฆ่าเชื้อหรือน้ำยาซาเวยหลงแช่สะ10–20 นาที แล้วใช้ก้านสำลีล้าง(ห้ามใช้ของแหลมคม) ล้างเสร็จแล้วตากให้แห้งนำไปเก็บ หรือจะแช่น้ำซาเวยหลงแล้วตากแห้งค่อยนำไปเก็บก็ได้ รอเดือนหนึ่งเวลาจะเปลียน นางพยาบาลจะแจ้งอีกทีถึงเวลาค่อยนำมาต้มน้ำฆ่าเชื้ออีกที.

居家護理師更換後，請用雙氧水或沙威隆浸泡 10-20 分鐘，再用棉花棒清洗（勿用尖銳物品），洗乾淨後晾乾保存，或可先浸泡沙威隆後再晾乾保存，待下個月居家護理師通知換管的日期後，當天再煮沸消毒。

二、วิธีฆ่าเชื้อ

消毒方法

ต้มน้ำให้เดือด เดือดนาน 5 นาที ค่อยใส่หลอดลมลง ปีดแก๊ซ ปีดฝาหม้อ รอให้น้ำเย็นแล้วค่อยนำหลอดลมออกมาก็พอ.

　　冷水煮開後，水滾 5 分鐘，再將氣切管丟入，關火，蓋上鍋蓋，待水冷卻後再將管子取出即可更換。

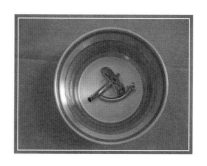

三、ข้อควรสังเกต
　　注意事項

หากว่าใช้ล้างและฆ่าเชื้อด้วยฟองน้ำ เวลาฆ่าเชื้อ ควรใช้ฝาสีแดงปิดให้สนิดก่อน เพื่อป้องกันไม่ให้น้ำไหลเข้าไปในฟองน้ำ.

　　若使用海棉式氣切管清洗消毒時，請先將紅色蓋子蓋上，以免水跑進海棉氣囊內。

12 รักษาโดยการสูบไอหมอก

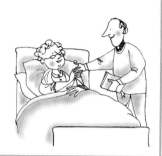

蒸氣吸入操作

เวลาคนปกติหายใจ อากาศจะผ่านการกรองจากรูจมูกและขนจมูกแล้วเกิดความชื้นแต่ผู้ป่วยขณะหายใจจะไม่มีขั้นตอนอย่างนี้เลย เป็นเพราะว่าเสมหะแห้งเกินไปจึง ระบายออกมายาก ฉะนั้นเรามาช่วยให้เขาระบายเสมหะให้ง่ายยิ่งขึ้นกันเถิด.

正常人呼吸時，空氣會經過鼻毛及鼻腔的過濾與潤濕，但病患的呼吸就沒有以上的過程，因此痰液乾燥不易排除，讓我們幫助病患更容易咳痰吧。

การติดตั้งเครื่องสูบไอหมอก นอกจากจะสามารสูบความชื้นเข้าไปแล้ว ยัง สามารนำยาครายหลอดลม ทำให้เป็นแมดเล็ก สูบเข้าโดยตรงจะมีสรรพคุณช่วยให้ ระงับการหอบ.

霧氣吸入裝置，除了可以吸入濕氣外，也可以將支氣管擴張的藥物，變成微小顆粒，直接吸入氣管達到止喘的效果。

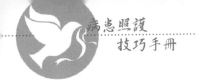

一、ของใช้ที่ต้องเตรียม

準備用物

เครื่องรักษาการสูบเข้า ยาละลายเสมหะหรือยาครายหลอดลม ผ้าขนหนูแห้ง และน้ำเกลือชนิด 0.45%.

吸入治療器、祛痰藥物或支氣管擴張劑、0.45%生理食鹽水、水、乾毛巾。

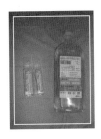

圖(一)

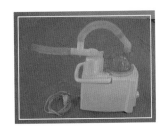

圖(二)

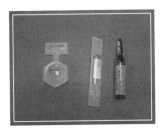

圖(三)

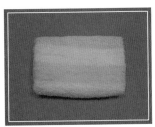

圖(四)

二、ขั้นตอน

步驟

1.นำน้ำเกลือชนิด 0.45% จำนวน 5 cc (หรือยา 2 ccเติม 2 ccน้ำเกลือชนิด 0.45%) แทลงแก้วของเครื่องรักษ.

將 5 cc 的 0.45%生理食鹽水(或 2 cc 藥物加 2 cc 0.45% 生理食鹽水），倒入吸入治療器之容杯。

圖㈠

圖㈡

圖㈢

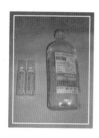

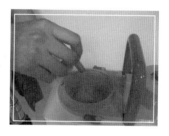

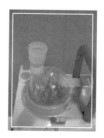

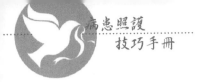

2.ผ้าขนหนูวางไว้ตรงทางออก เพื่อป้องกันไม่ให้เปื้อนเสื้อผ้า.

　毛巾置於出口處，避免霧氣沾濕衣物。

3.เปิดเครื่องสูบ (ชนิดธรรมดาเพียงแต่ต่อข้างหนึ่งเข้ากับเครื่องออกซิเจน และปรับ ให้ถึงขีดที่ 5).

　打開吸入治療器（簡易型噴霧器則將一端接於氧氣機
　上，將流量調至 5 的刻度）。

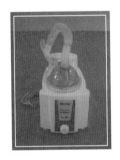 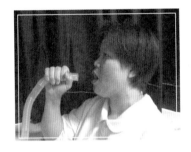

圖㈠　　　　　　　　圖㈡

4.ประมาณ 10-15 นาทีหลังจากน้ำยาในเครื่องได้สูบหมดแล้ว ล้างเครื่องมือให้สะอาด ตากให้แห้ง.

　約 10-15 分鐘容器內藥物吸完後，清洗用具、晾乾。

三、ข้อควรสังเกต

注意事項

1.ปริมาณและขนาดของยาต้องใช้ตามที่หมอกำหนด.

藥物劑量應遵從醫師指示。

2.ห้ามทำในเวลาดังนี้คือ ก่อนอาหาร 30 นาทีและหลังอาหาร 1 ชั่วโมง.

避免飯後 1 小時及飯前 30 分鐘執行。

13

จะทำความสะอาดรูอากาศที่เจาะใต้คออย่างไร

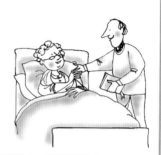

如何清潔病患的氣切造口

ที่ทุกคนต้องการคือบนรูสะอาดและไม่มีกลิ่นเหม็น จะรักษาความสะอาดรูอากาศ ใต้คออย่างไร ต้องการมีเราเป็นผู้ช่วยดูแลรักษาอย่างทั่วึง เรามาปฏิบัติพร้อมกันเอด.

乾淨無味的外表是大家所期盼的，如何維持氣切造口的清潔，需靠我們每日幫他們徹底照護，下面讓我們一起進行吧。

一、ของใช้ที่คุณต้องเตรียมตัว

您需要準備的用物

1.ผ้าก๊อตรูป Y ขนาด 3 นิ้ว.

3×3 吋的無菌 Y 紗。

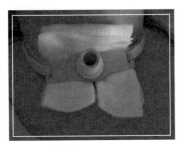

圖㈠

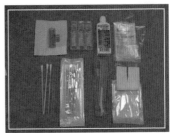

圖㈡

2.น้ำยาล้างแผล.

優碘藥水。

3.ก้านสำลี.

棉花棒。

4.ผ้าผูกฝารูอากาศ.

氣切套管固定帶。

5.น้ำเกลือ.

生理食鹽水。

二、ขั้นตอน

步驟

1.ล้างมือ.

洗手。

2.สูบเสมหะ.

抽痰。

3.ค่อย ๆ ดึงผ้าก๊อตรูป Y อันเก่าออก.

將原有 Y 紗輕輕拉出。

4.ก้านสำลีชุปน้ำยาล้างแผล ล้างทั้งสี่ด้านของรู (ทาจากในมานอก).

棉花棒沾優碘藥水，塗抹造口四周（由內向外擦拭）。

圖(一)

圖(二)

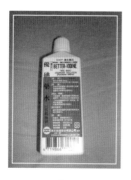

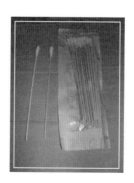

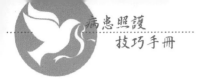

5.ใช้น้ำเกลือทาปริเวณรอบ ๆ สี่ด้านของรูอีกครั้ง.

再以生理食鹽水擦拭造口周圍。

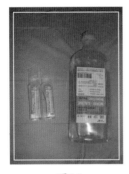

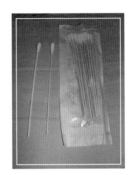

圖㈠   圖㈡

6.แกะผ้าก๊อตรูป Y อันใหม่ ใช้มือทั้งสองข้างจือมุมคอบนอกของผ้า วางบนรู (ห้ามถือด้า
นในของผ้า).

打開 Y 紗敷料包後，雙手提起 Y 紗外側，置放於造口
處（勿接觸 Y 紗內側）。

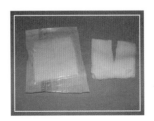

7.หากว่าผ้าผูกเปียกหรือเปื้อนแล้ว ควรเปลี่ยนอันใหม่.

若固定帶濕了、髒了，應一併更換。

三、ข้อควรสังเกต

注意事項

1.เมื่อใดที่พบว่าผ้าก๊อตรูป Yหรือผ้าผูกหลุดหรือเปื้อนให้เปลี่ยนตลอดเวลา.

Y 紗或固定帶有鬆脫或骯髒應隨時更換。

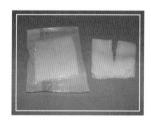

2.ขณะเปลี่ยรผ้าผูกต้องระวังท่อหายใจของผู้ป่วยอาจหลุดได้.

更換固定帶時，注意不要牽扯人工氣道以免滑脫。

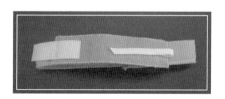

14

การตบเสมหะและให้ระบายเสมหะโดยท่าต่างๆ

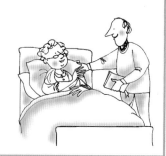

拍痰及姿位引流

เมื่อใดที่ทางหายใจถูกเสมหะอุดไว้อาจมีอันตรายจากชีวิตคนได้ เพราะฉะนั้น ดูแลท่อหายใจนั้นเป็นสิ่งที่สำคัญที่สุด จะให้ท่อหายใจปรุโปร่งไม่เพียงแต่จะใช้การสูบ เสมหะเท่านั้น ต้องใช้วิธีการตบและใช้ท่าต่าง ๆ จะมีผลช่วยให้เสมหะในปอดระบาย ออกมาดียิ่งขึ้นและช่วยให้เขาหายใจได้สดวก.

一旦呼吸道被痰液堵住會威脅生命，因此照護病患的呼吸道是非常重要的，維持呼吸道通暢除了靠抽痰外，藉著拍痰及姿位引流的方式能更有效清除病患肺深部的痰液，使病患的呼吸更順暢。

一、การตบครายเสมหะ

拍痰

ตบบนหน้าอก ลดให้เสมหะติดบนท่อหายใจน้อยลง และไอออกมาได้ง่าย ช่วยให้เขาหายในได้สดวก.

叩擊胸部表面，可減少痰液附著於氣管壁，使痰液易於咳出，讓呼吸更順暢。

二、ขั้นตอน

步驟

1.ผู้ดูแลหุบนิ้วทำให้ฝ่ามืองอ.

照顧者手指併攏，使手掌呈杯狀。

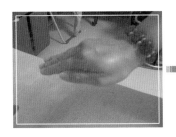

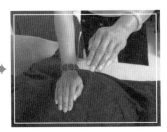

2.ปล่อยไหล่ตามสบาย ใช้แรงของมือ ตบหลังเป็นจังหวะ.

放鬆肩部，利用手腕的力量，有節奏的叩擊背部。

三、ระบายเสมหะโดยท่าต่าง ๆ

姿位引流

ต้องามพยาบาลประจำบ้านหรือหมอ แน่ใจจุดที่มีเสมหะจำนวนมากในปอด ใช้หลักการออกแรงเหมือนเดิม ให้เสมหะไหลไปยังท่อหายใจและหลอดหายใจ จะได้ไอออกมาได้ง่ายขึ้น.

請教醫師或居家護理師，確定肺部痰多的區域，利用重力的原理，使痰液流向主支氣管或氣管，以便於咳出或抽吸。

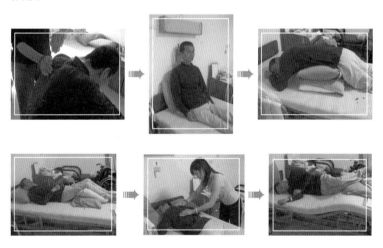

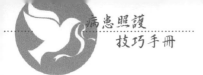

四、ขั้นตอน

步驟

1.เตรียมหมอนนุ่มและผ้าห่ม.

準備軟枕或棉被。

2.ให้ผู้ป่วยนอนเอ็นข้างซ้ายหรือขวาก็ได้ แล้วตบปอดแผ่นบนและแผ่นกลาง ประมาณสัก10-15 นาที.

將病灶部位抬高。肺部上葉及中葉，向左或向右側翻並給予支托，可配合拍痰 10-15 分鐘。

3.ตรงกลางของปอดทั้งสองแผ่น ใช้หมอนหรือผ้าห่มรองก้นให้สูง และวางหมอนตรง ไหล่ พลิกด้านซ้ายหรือด้านขวาก็ตาม.

肺部兩側下葉，利用軟枕或棉被，將臀部墊高，一側肩部置一軟枕，向左或向右側翻。

五、ข้อควรระวัง

注意事項

1.ห้ามลงมือทำก่อนป้อนอาหาร 30 นาทีและหลังอาหาร 1 ชั่วโมง.

以上活動不能於餵食前 30 分鐘及飯後 1 小時內施行。

2.หากผู้ป่วยความดันสูงหรือผู้ที่มีอาการพิเศษ (ที่หมอสั่งห้าม) ห้ามนอนท่าพิเศษ ให้หันเอ็นไปทางซ้ายทางขวาก็ได้ผลเหมือนกัน.

若有高血壓病患或特殊狀況（醫師認定）不宜擺特殊
臥位時，左、右側翻亦有不錯成效。

3.เวลาปฏิบัติ หากมีอาการผิดปกติ เช่นหายใจไว หน้าแดงเป็นต้นให้หยุดทันที.
施行時，若有不適狀況，如呼吸加快、臉色潮紅等應
立即停止。

15

จะให้ผู้ป่วยที่นอนเตียงออกกำลังตามข้อต่อกระดูกอย่างไร

如何給予臥床的病患進行關節活動

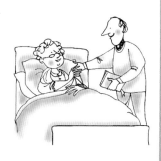

ท่านเคยมีประสบการณ์ที่นอนบนเตียงติดต่อกัน 2-3 วันหรือไม่ และเมื่อ ลุกขึ้นแล้วมีความรู้สึกเย็นชาตามข้อต่อตามกระดูกหรือไม ข้อต่อกระดูกของ ร่างกายคนเรา แต่ละจุดก็เปรียบเสมือนโซ่ของจักรยาน หากหยุดใช้ไปช่วงเวลา หนึ่ง ก็จะขึ้นสนิมและหมุนยากมาก ถึงแม้ว่าเขาไม่สามารจะลุกขึ้นมาเดินได้ อีกแล้ว แต่ก็ต้องให้ข้อต่อกระดูกอยู่ในสภาพที่สามารถเคลื่อนไหวได้ นอกจากจะทำ ให้ผู้ป่วยรู้สึกสบายแล้วยังเพิ่มความสดวกต่อการพยาบาลของผู้ดูแลอีกต่างหาก.

您是否有躺在床上兩三天，再下床活動時感覺關節僵硬的經驗？身體的各個關節就像腳踏車的齒輪一樣，一陣子不動就會生銹，很難運轉，雖然他可能不會再走路了，但是讓病患的關節保持好的活動度，除了可以讓病患感覺

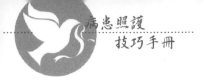

舒適外，也可以增加我們照顧時的方便。

เมื่อกระดูกข้อต่อของผู้ป่วยยังสามารถเคลื่อนไหวได้ เราควรเชียร์ให้เขา พยายามออกกำลังเคลื่อนไหวตามข้อต่อในท่าที่กว้างที่สุดเท่าที่จะทำได้ และกระดูก ข้อต่อส่วนที่ไม่มีกำลังเคลื่อนไหว (ข้อและมือของผู้ป่วยหลังจากเป็นโรคเส้น เลือดในสมองแตกและกระดูกสันหลังได้รับบาดเจ็บ)ขอให้ท่านช่วยให้เขาได้ออก กำลังและเคลื่อนไหวกระดูกข้อต่อที่เสื่อมสภาพด้วย แต่ละครั้งเสียเวลาเพียง 10 นาที และวันละ 2 ครั้งเช้าเย็น คุณอาจเห็นผลดีโดยที่คาดคิดไม่ถึง.

當病患的關節還可以自行活動時，請鼓勵及督促他每日能自己活動到最大的範圍，對於病患所不能活動的關節（如中風後或脊髓損傷後的手或腳），請您爲病患執行活動關節吧。每次費時 10 分鐘，每天兩次就有意想不到的效果。

✤หลักการในการเคลื่อนไหวกระดูกข้อต่อ

關節活動原則

1.ก่อนที่จะทำการเคลื่อนไหวกระดูก คุณสามารใช้ผ้าเปียกชุบน้ำอุ่น หรือถุงน้ำอุ่น ประคบให้พออุ่นตามจุดกระดูกข้อต่อทำให้กล้ามเนื้อคลายตัวแล้วึงจะปฏิบัติได้ ง่ายขึ้น.
關節活動前，可適當以熱毛巾或濕熱墊，敷熱各關節，使肌肉放鬆後會較容易進行。

2.คุณสามารเริ่มจากมือ ไหล่ ขา จากจุดเล็กของแต่ละจุดไปยังจะใหญ่ ๆ ต้องสัง เกตุและทำทุกข้อต่อ.

可由手、肩到腳，從各部位的近端到遠端關節，注意
每個關節都要做。

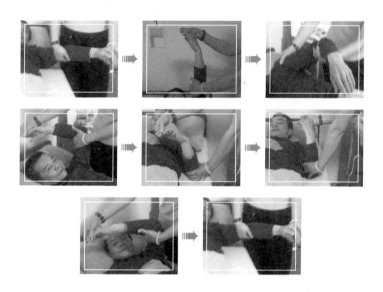

3.ขณะช่วยผู้ป่วยฟื้นฟูสภาพการเคลื่อนไหวของกระดูกข้อต่อ ถึงเวลาที่ต้องใช้ แรงต้องค่
อย ๆ อย่าฝืนในการคดงอหรือยื่นตรงเพราะอาจทำให้กระดูกได้รับบาด เจ็บแตกหรือร้า
วได้ และทุกครั้งต้องเริ่มจากเบาก่อนแล้วค่อยเพิ่มแรงที่น้อย ๆ.

做關節活動遇到阻力時勿強行彎曲或扭直，以免造成
骨折或傷害，每個關節都採漸進式的增加。

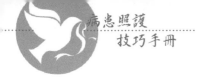
4.ต้องทำตามกฎเกณฑ์ทุกอย่างในขณะที่ปฏิบัติ และต้องต่อเนื่องกัน ถ้าทำ ๆ หยุด ๆ จะ
ไม่ได้ผล ทางที่ดีต้องทำทุกวันเช้าเย็นแต่ละข้อต่อ 3-5 ครั้ง.

關節運動要規律、持續執行，不要做做停停等於沒效
果，最好是每天早晚各一次，每個關節做三至五次。

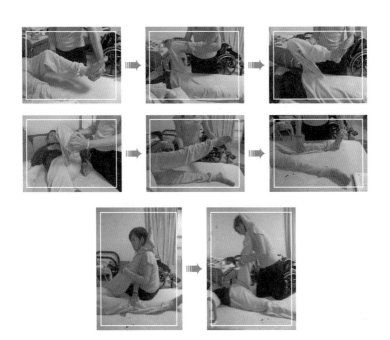

5.ขณะที่ปฏิบัติต้องสังเกตและระวังท่าการทำของตนเอง พยายามอย่าเอ็นหลังเกิน ควร เ
พื่อป้องกันตนเองอาจได้รับบาดเจ็บหรือปวดได้.

操作時注意自己的姿勢要正確，勿過度彎腰，以免造成自己的傷痛。

16 วิธีฝึกอบรมปัสสาวะ

膀胱訓練方式

一、วิธี

方法

1.ใช้เคราะ

敲尿

2.ใช้กด

壓尿

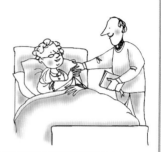

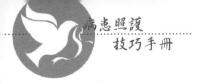

二、ปริมาณน้ำ

水分

1.ดื่มน้ำ＋ และอาหารที่มีส่วนผสมของน้ำมากๆ.

飲水＋食物含水量。

2.ควรรับน้ำเข้าร่างกายชั่งโมงละ 100–150 cc.

平均每小時應進水分 100-150 cc。

三、เวลา

時間

ท่อปัสสาวะสั้น 4 ชั่วโมงต่อ 1 ครั้ง

短導一次／**4** 小時

- 06:00AM 早上 6 點：6:00 เช้า ถอนท่อปัสสาวะออก 拔導尿管
- 10:00AM 早上 10 點：10:00 เช้า ท่อปัสสาวะสั้น 短導
- 02:00PM 下午 2 點：2:00 เย็น ท่อปัสสาวะสั้น 短導
- 06:00PM 下午 6 點：6:00 เย็น ท่อปัสสาวะสั้น 短導
- 10:00PM 晚上 10 點：10:00 กลางคืน ต่อท่อปัสสาวะ 插導尿管

การปรับเปลี่ยนเวลาต้องสังเกตุจากปริมาณของการ่าย.

必要時依代謝量調節時間。

四、วิธี
方法

ใช้ท่อปัสสาวะสั้นแล้วครึ่งชั่วโมงต้องทำการเคราะด้วยนิ้วมือและกดด้วยมือ เวลาครึ่ง
ชั่วโมง ท่อปัสสาวะสั้นใช้เคราะและกดเวลาห้ามห่างเกินครึ่งชั่วโมง.

短導前半小時，開始敲或壓尿歷時半小時，短導與
敲 、壓尿間隔不得超過半小時。

五、ข้อควรสังเกตุ
注意

1.ใช้แก้วตวง：วัดปริมาณน้ำและของเหลวที่ทาน.
使用量杯：測量水及流質食物。

2.ใช้เครื่องชั่ง：ชั่งอาหารที่ทาน.
使用磅秤：測量固體食物。

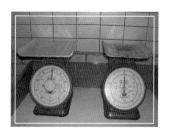

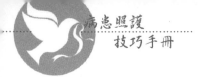

3.ใบบรรทึก.

使用記錄單：

บรรทึกอย่างละเอียด: ปริมาณน้ำที่ดื่ม ปริมาณอาหารที่ทาน ชี่ที่ไหลเยิ้มออกมา ปริมาณของเสียที่ถ่ายเองและถ่ายจากท่อปัสสาวะ.

詳細記錄：飲水量、進食量、滲尿、自解量及導尿量。

(หากไม่แน่หรือบรรทึกไม่เป็นควรให้พยาบาลช่วยบรรทึก)

（如不會記錄，可請護士代寫）

4.ใช้นาฬิกา ： ต้องตรงต่อเวลาอย่างแท้จริง

使用時鐘：確實守時

六、จุดมุ่งหมายและผลสำเร็จ

成功指標

1.ไม่มีโรคติดต่อจากทางปัสสาวะ.

沒有尿路感染。

2.ปริมาณชี่ในท่อนำปัสสาวะน้อยกว่า 100 cc ติดต่อกัน 3 วัน.

連續三天以上導尿量小於 100 cc。

3.ปริมาณที่ายเอง ：กับใช้ท่อนำปัสสาวะ3:1หรือ4:1.

自解量：導尿量＝3：1 或 4：1。

七、คำคมสู่ความสำเร็จ

成功祕訣

ตั้งใจปฏิบัติจริง＋ อดทน＋ มีความพากเพียร

確實執行＋耐心＋恆心

17 จะดูแลท่อปัสสาวะและถุงปัสสาวะของผู้ป่วยอย่างไร

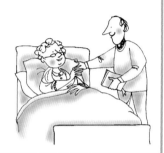

如何照顧病患的尿管及尿袋

ท่อปัสสาวะของคนในบ้านของคุณคืออวัยวะที่สำคัญอันหนึ่งของเขา หากท่านดูแล รักษาความสะอาดอย่างสม่ำเสมอก็จะไม่มีเรื่องที่ว่าถ่ายไม่ออกเกิดขึ้นเลย เรามาดูสองวิธีนี้กันเถิด.

您家人的尿管是他目前排尿的重要途徑，您的細心照顧與清潔可以讓尿管保持通暢，也大大減低發炎的機會，下面讓我們來看看兩種方法吧！

一、ของใช้ที่คุณต้องเตรียมให้พร้อม

您需準備的用物

（เลือกวิธีที่คุณชอบวิธีหนึ่ง）

（依您喜歡的方式任意選擇）

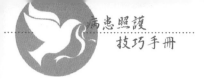

▶วิธีที่ I: กาชาเล็กๆ 、 ก้านสำลีใหญ่ 、อ่างาย
วิธีที่ II: สบู่ 、ผ้าเช็ด 、กะระมังใส่น้ำ
} ＋ ผ้า＋ก้านสำลีเล็＋ยาแดง

方法Ⅰ：沖洗壺（小茶壺）、
大棉花棒、便盆。
方法Ⅱ：肥皂、毛巾、水盆。
} ＋布單、優碘、小棉棒

二、วิธีที่

方法一

1.นำผ้าปูและอ่างายวางไว้ล่างก้น.

將布單及便盆放在病患的臀部下。

2.มือข้างหนึ่งถือกาน้ำ ค่อยๆแน้ำตรงอวัยวะเพศจากบนมาล่าง และใน ขณะเดียวกันมืออีกข้างหนึ่งถือก้านสำลีใหญ่เช็ดจากบนมาล่าง และจาก ในมานอก ในตลอดการล้างห้ามใช้สำลีเพียงก้านเดียว หากเช็ดทวานแล้ง ต้องทิ้งเลย.

一手拿水壺，在陰部位置由上向下慢慢將水倒出，同時以另一手拿大棉花棒由上往下、由內而外清潔陰部。棉花棒勿一根到底，碰觸肛門時不可再使用。

3.นำก้านสำลีเล็กชูบน้ำยาแล้วเช็ดรูปัสสาวะและตรงที่ต่อท่อปัสสาวะ โดย หมุนเป็นรอบวงกลมจากในมานอกหนึ่งวง จำไว้หากเป็นผู้หญิงต้องอ้า รูอวัยวะเพศแล้วเช็ด หากเป็นผู้ชายให้ดึงหนังขึ้นึงจะสะอาด.

將小棉棒沾優碘在尿道口與尿管接觸的部位，以圓圈式由內向外擦拭一圈，注意女性要撥開陰唇，男性要撥開包皮消毒才會乾淨。

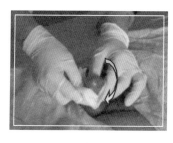

圖(一)

圖(二)

4.ปรับท่อปสัสาวะให้เข้าที่เหมือนเดิม.

重新固定好尿管位置。

5.เอาผ้าปูและอ่าง่ายออก.

將布單及便盆移除。

วิธีท

方法二

1.ปูผ้าได้ก้นผู้ป่วย.

將布單鋪於病患的臀部下。

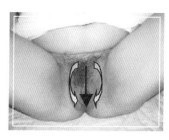

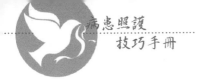

2.ใช้น้ำเช็ดให้อวัยวะเพศเปียก และฝอกสบู่ เช็ดล้างบริเวณอวัยวะเพศ.

將陰部打濕，塗抹肥皂後，在陰部擦洗。

3.ใช้ผ้าเปียกเช็ดให้สะอาด.

以濕毛巾擦去肥皂至清潔。

4.ทำเหมือน ข้อ 3,4,5 ของข้อ 1 ใหญ่.

同方法一之 3、4、5。

三、ข้อควรสังเกต

注意事項

1.ขั้นตอนบนนี้ต้องทำทุกวันๆละ 1-2 ครั้ง.

上述步驟每日請執行一至二次。

2.ท่อปัสสาวะต้องบีบอย่างน้อยวันละ 1 ครั้ง เพื่อไม่ให้คดงอหรือ ทับแบน เพื่อจะได้ ไหลอย่างสะดวก.

尿管每日至少要擠壓一次，避免折到或壓到，以保持
暢通。

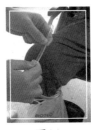
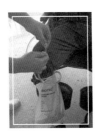

圖(一)　　　圖(二)

3.ระดับความสูงของถุงปัสสาวะต้องต่ำกว่าท้องปัสสาวะ(แต่ห้ามวางบนพื้น)ต้องเทฉี่อย่างน้อยวันละ 3 ครั้งแ ละต้องทำการบรรทึกด้วย.

尿袋高度要低於膀胱位置（但不可置放於地面上），每日至少要倒尿三次，並記錄尿量。

4.ให้เขาดื่มน้ำวันละ 2500-3000 cc.

每日給病患喝水 2500-3000 cc。

5.หากมีไข้ตัวร้อน วันหนึ่งชี่หากน้อยกว่า 500 cc ฉี่เลือด ฉี่ราด หรือท่อฉี่หลุด ต้องรีบแจ้งนางพยาบาลทันที.

如有發燒，尿量少於 500 cc／日、血尿、滲尿、或尿管脫出，請儘快與醫護人員聯絡。

18 ใบการศึกษาอบรมพลานมัยในการ่ายอุจระะ

大便訓練衛教單

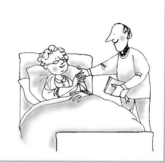

一、จุดมุ่งหมาย

排便訓練的目的

1.เพื่อสร้างให้เป็นนิสัยปกติในการ่ายอุจระให้ออกจากลำใส้ จึงสามารลด สภาพการ่ายโดยไม่รู้ตัวให้น้อยลง.

建立規則排空腸道的習慣，減少大便失禁的現象。

2.หลีกเลี่ยงท้องผุกและลำใส้อุดตัน.

避免便秘及腸阻塞。

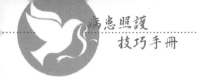

二、ผู้ป่วยที่ต้องดูแลมีดังนี้

對象

1.คนแก่.

老年人。

2.ผู้ป่วยที่นอนบนเตียงเป็นระยะยาวู.

長期臥床的病人。

3.ผู้ป่วยเป็นโรคอุจระเรื้อรรัง.

慢性便秘病人。

4.ผู้ป่วยที่กระดูกสันหลังบาดเจ็บ.

脊髓損傷病人。

5.ผู้ป่วยสมองลมจับ.

腦中風病人。

三、ข้อควรสังเกตในการฝึกอบรมถ่ายอุจระ

排便訓練應注意事項

1.การรับประทานและดื่ม: เพื่อเพิ่มบริมาณของอุจระฉะนั้นรับประทาน อาหารให้ครบหมู่ จำพวกขนมปังข้าวสาลี พักเขียว และในผลไม้มีพวก บ๊วย มะละกอ กล้วย สัม สามารช่วยในการระบาดอุจระ.

飲食：採均衡飲食，應含適量纖維增加糞便量及其含水量，如糙米、全麥麵包、全穀類、葉菜類。水果中有梅子、木瓜、香蕉、柳丁等亦可幫助排便。

2.ของเหลว

液體：

ผู้ที่บรรลุนิติภาวะวันหนึ่งอย่างน้อยต้องรับของเหลวเข้าร่างกาย 2000–2500 cc ถึงพอจะสามารละลายอุจระ ดื่มน้ำผลไม้ น้ำมะนาว และน้ำที่มีส่วนผสมของเซลลูโลสก็ได้เหมือนกันของเหล่านี้จะช่วยในการ ย่อยง่ายมากยิ่งขึ้น.

成人每日應攝取 2000-2500 cc 的液體，適度軟化糞便。而果汁、檸檬水、高纖飲料都能刺激腸蠕動。

3.เวลา

時間：

วิธีที่ช่วยในการย่อยนี้ควรใช้หลังอาหารเช้าจะได้ผลดีที่สุด และ หากไม่มีเวลาในช่วงเช้าก็ไม่เป็นไร คุณสามารเปลี่ยนเป็นหลังอาหารกลาง วันหรือเย็นก็ได้ แต่ต้องเป็นเวลาเดียวกันทุกวันึงจะได้ผล.

配合飯後胃腸蠕動執行，以早餐後爲最佳，如因日常生活關係亦可安排在中餐或晚餐後，但切記所訂下的時間必須固定。

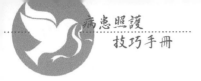

4.ออกกำลังกาย

運動：

สามารเพิ่มให้กล้ามเนื้อคลายตัวทั้งร่างกาย เพิ่มแรงกล้ามเนื้อเวลาถ่ายอุจระ ช่วยให้ย่อยและถ่ายออกจากร่ายกาย อย่างสดวก ไม่ฉะนั้นแล้วอาจท้องผุได้ง่าย.

可增加全身肌肉張力及增強排便肌肉的肌力，亦可促進腸蠕動以利糞便排出體外，否則易產生便秘。

四、วิธี

方法

1.รับประทานอาหารเสร็จ 30 นาทีแล้วนั่งโส้วมหรือนั่งยองๆ เอียงซ้าย ก็ได้บนเตียง นวดตามลำไส้ คือเริ่มจากขวาไปบนไปทางซ้ายแล้วค่อยนวด ลงประมาณ 15 นาที หากว่ายังไม่ยอม่าย ให้ใช้นิ้วทาครีมหล่อลื่น สอดเข้าทางทวานประมาณ 2 เซนติเมตร นวดเบาแล้วหมุนอย่างเร็วให้ ถวายมีความรู้สึก(2-3 นาที)จนให้วานคลายตัวึงหยุด หากวานไม่ สามารคลายตัวหรือเป็นแผลให้ใช้มือควักเอาอุจระออกมา.

吃完飯後 30 分鐘，坐於馬桶或半坐臥（左側臥亦可）於床上，由右向上再向左後再向下，順著大腸走向按摩 15 分鐘。若未解，以手沾塗潤滑劑，伸入肛門約 2 公分，輕柔快速地做環狀刺激（2-3 分鐘），至肛門放鬆爲止，傷及排便中樞肛門鬆弛者應採挖便。

2.หากยังระบายไม่ออกให้ทำซ้ำอีกครั้งนวด 15 นาที และกระตุ้นทวานอีก.

如未解或解不乾淨時再重複一次（按摩 15 分鐘加肛門刺激）。

3.หลังง่ายอุจระเรียบร้อยแล้วเช็ดก้นหากมีเลือด อาจเป็นเพราะอุจระแข็ง กินไปหรือเป็นโรคริสีดวงทวานหนักก็ได้ หากมีเลือดจำนวนมากๆให้ พบแพทร์รักษาทันที.

解完大便後，若擦拭時有血跡，可能是大便太硬或痔瘡，若出血多應就醫。

五、การใช้ซวนจี้และกันหยิวฉิ๋ว

栓劑或甘油球之使用

1.ซวนจี้ —— สอดเข้าทวานก่อนอาหาร 30 นาที หลังอาหาร 30 นาทีให้ นวดและกระตุ้นทวานเหมือนข้อข้างบน.

栓劑——於飯前 30 分鐘塞入，飯後 30 分鐘按上述方式做腹部按摩及肛門刺激。

2.กันหยิวฉิ๋ว —— ใช้ยามเมื่อใช้วิธีของข้อบนแล้วยังไม่ได้ผล.

甘油球——於上述排便訓練後未解時灌入。

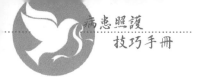

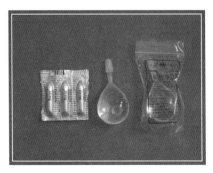

六、วิธี

方法

1.ใส่ถุงมือก่อนทาน้ำมันหล่อลื่นแล้วล้วงเข้าทวานตรวจดูแล้ว ตรวจดูว่ามีอุจจระแข็งติดอยู่หรือเปล่า หากมีให้ค่อยๆล้วงออก มาเพื่อจะได้ผล.

先戴上手套，塗潤滑劑伸入肛門檢查有無硬便，有則先輕輕挖出，以免影響效果。

2.นำซวนจี้และกันหยิวฉิ๋วสอดเข้าเข้าในทวาน ยาติดกับลำใส้ จะซึมซับได้ง่าย กระตุ้นลำใส้ทำให้อยาก่ายอุจระ.

將栓劑或甘油球塞入肛門，靠在直腸壁上以利藥物吸收，刺激腸蠕動，引發排便。

七、สรุป

結論

ฝึกการ่ายอุจระสักระยะหนึ่งแล้ว หากสามาร่ายตามเวลาโดยไม่แข็งและ นิ่มเกินไปกำลังพอดี ในระหว่างการ่ายครั้งที่ 2 ช่วงเวลานี้หากไม่มีอาการ ถ่ายโดยไม่รู้ตัว ถือว่าสำเร็จในการฝึกแล้ว.

大便訓練一段時間後，若能按時解出軟硬適中的大便，在兩次大便中間沒有意外排便現象，就算成功了。

และหลังสำเร็จแล้วอย่าลืมที่กำหนดมา: 1.การกินและดื่ม 、2.ปริมาณน้ำ 、3.เวลา 、4.ความสำคัญของการออกกำลังกาย เพื่อป้องกัน เรื่อง่ายไม่ออกเกิดขึ้นอีก ถ่ายลำบากเพียงแต่คอยสังเกตจุดสำคัญ เหล่านี้แล้วตั้งใจปฏิบัติ เชื่อว่าคุณจะสำเร็จและติดนิสัยในการ่ายได้ดี ยิ่งขึ้น.

訓練成功後仍不可忽視：1.飲食、2.水分、3.定時、4.運動的重要，以免造成排便的再次紊亂，徒增困擾，只要注意以上所提到的重點，耐心執行，相信您便能成功地養成良好的排便習慣。

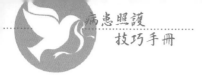
ภาพทางเดินของลำไส้คนเรา

人體大腸走向圖：

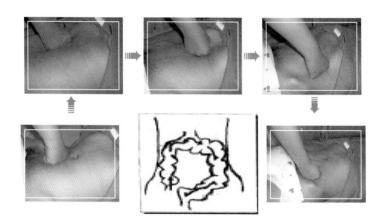

19 วิธีแก้ไขเมื่อผู้ป่วยอาการโรคลมบ้าหมูกำเริบ

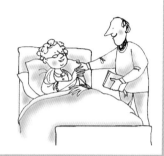

癲癇患者
發作之處理

一、วิธีป้องกันเมื่อโรคกำเริบ

發作時的保護方法

1. อย่าส่งเสียงดัง อยู่รอบข้างผู้ป่วย หากผู้ป่วยเกิดชักขึ้นมาอย่าหน่องตัวผู้ป่วย.

保持安靜，留在病患身邊，若全身抽動不要約束病患。

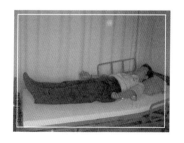

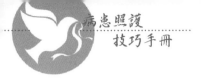

2.ต้องให้ผู้ป่วยหายใจสดวก ต้องวางผู้ป่วยลงอย่างระมัดระวังในสานที่เดิม เก็บ และเคลื่อนย้ายสิ่งของที่อาจก่อให้ผู้ป่วยบาดเจ็บออก.

確保病患呼吸道通暢，將病患小心地放在原地，移開可能對病患造成傷害的物品。

3.คลายเสื้อผ้าที่แน่นเกินไปของผู้ป่วย ให้ผู้ป่วยเอนนอนเพื่อให้ของเหลวไหล ออกมาอย่างสดวกจากปาก เพื่อป้องกันไม่ให้ไหลเข้าสู่ปอดแล้วอูดทางหายใจ อาจทำให้ผู้ป่วยหายใจไม่ออก.

鬆開過緊衣物，讓病患側臥以便分泌物或食物由嘴角流出，防止吸入肺內及舌頭往後而堵住呼吸道。

4.ห้ามใช้ของแข็งหรือนิ้วมือป้อนเข้าปากของผู้ป่วย ผู้ป่วยก่อนมีอาการกำเริบ อาจมีอาการดังนี้ก่อน(ได้ยินเสียงแปลกๆ ปวดหัวกระทันหัน อารมณ์เสีย ฟันสั่น ชอบใจ)หากเป็นเช่นนี้ให้รีบแจ้งญาติผู้ป่วยทันที ควรคลายเสื้อผ้าและ เข็มขัดก่อน ให้นอนในห้องเงียบและมืดคลื้ม จำเป็นจริงควรใช้ไม้ทับลิ้น (ด้านบนของไม้ทับลิ้นควรมัดด้วยผ้า) หรือผ้าที่อ่อนนุ่มก็ได้ วางตรงกลาง ระหว่างฟันบนกับฟันล่าง.

勿將硬物或自己的手指塞入病患的牙齒間，若病患發作前有先兆（幻聽、突然頭痛、生氣、牙齒打顫、興奮）則應立即告訴家人，將皮帶及過緊的衣服鬆開，躺在安靜且幽暗的房間，需要時用壓舌板（前端需裹紗布）或軟毛巾置於上下牙齒之間。

5.เมื่อผู้ป่วยมีอาการชักเรียบร้อยแล้ว ผู้ป่วยอาจจะมีอาการง่วงนอน ไม่อยากตอบ รับอะไร เป็นไปตามสภาพร่างกายของแต่ละคน เวลานี้ให้ผู้ป่วยนอนตะแคง อย่าให้ร้อนหรือหนาวเกินไป และสามารเรียกคานผู้ป่วยจนมีความรู้สึกตัวก็ได้.

當抽搐停止後，病患可能變得想睡、較無反應，這段時間長短因人而異，此時讓病患繼續側睡，給予適當保暖，可以叫喚他直到有反應及意識恢復爲止。

二、อาการผลข้างเคียงของยารักษาโรครมบ้าหมู และวิธีแก้ไข

抗癲癇藥物常見的副作用及處理方法

1.ผิงหนังแดง คันเป็นตุ่ม อาการเช่นนี้จะเกิดขึ้นตามภูมิต้านทานของแต่ละคน ไม่เหมือนกัน ส่วนมากจะ เกิดหลังรับประทานยาแล้ว 2 ถึง 3 อาทิตย์.

皮膚疹、癢、皮膚炎等過敏反應，此與個人的特異體質較有關，大部分發生在開始服藥的第二、三週。

2.จะง่วงนอน นอนรับสนิด เวียนหัว ความรู้สึกช้ากว่าคนอื่น.

愛睏、昏睡、頭暈、反應遲鈍。

3.ระวังเวลาที่จะ เปลียนท่าทางต้องค่อยๆ อย่าไวเกินไป ผู้ป่วยอาจหกล้มหรือเกิดอุบัติเหตุได้.

注意當姿勢改變時，儘量採取漸進式，以防跌倒造成意外。

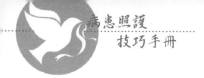

4.ควรทานยาตรงเวลาที่หมอกำหนด ห้ามหยุดหรือเพิ่มลดปริมาณของยาเอง และต้องไปตรวจเลือดตามหมอนัดทุกครั้ง เพื่อควบคุมการกินยาในปริมาณมาก น้อยตามสมควร เพื่อไม่ให้โรคกำเริม.

平時應依醫囑定時服藥，勿自行停藥或改變劑量，並固定回門診追蹤及抽血檢查，以確保藥量控制在安全有效範圍，預防癲癇發作。

20 การป้องกันล่วงหน้าก่อนเกิดอุบัติเหตุต่อผู้ป่วย

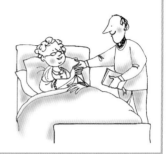

病患意外事件預防須知

ญาตและผู้ป่วยที่เคารพทุกท่าน ท่านคงไม่อยากให้ตัวเองและผู้ที่ท่าน เป็นห่วงเกิดอุบัติเหตุ ฉะนั้นท่านควรสังเกตุข้อเหล่าน

親愛的家屬或病友，如果您不想讓您或您最關心的人發生意外事件，您就要注意下面幾點：

一、หกล้ม

跌倒

- สถานที่ๆเกิดขึ้นได้ง่ายที่สุด:บนเตียง ในห้องนอน ห้องน้ำ ห้องบำบัด ในบ้านและสถานที่ๆคนสามารถไปถึง

  容易發生的地點：床上、病房內、浴室、治療室、家裡及人能到達的地方

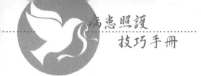

✤เหตุที่ตามธรรมดา

一般發生的原因

1.ลงจากเตียงนอนไปนั่งรถเข็น-รถเข็นวางไม่คงที่ ท่านั่งไม่ถูก ไม่มีคนคอยเฝ้าข้างๆตลอดเวลา.

下床至輪椅－輪椅沒放好或未固定、姿勢未擺好、無人在旁扶持。

2.นั่งบนรถเข็น-ท่านั่งไม่ถูกต้อง ไม่ได้รัดเข็มขัดนิรภัยป้องกันความ ปลอดภัยล่วงหน้า เข็นรถเข็นผิดวิธีและเวลาเข็นไม่ทันระวัง สิ่งของขวางกั้น และไอจามแรงเกินไป.

在輪椅上－坐姿不對、沒做好安全措施給予綁上安全帶、推輪椅方法失誤或未注意障礙物、咳嗽太用力。

3.ขณะอาบน้ำ-พื้นรื่น ท่านั่งไม่เหมาะสม ท่าหันตัวไม่ถูก.

洗澡時－地面太滑、坐椅不適當、轉位不當。

4.บนเตียงนอน-รางกั้นข้างเตียงไม่ได้เอาขึ้น ผู้ป่วยที่พลิกตัวและยืน ไม่มั่นลุกจากเตียงเอง.

在床上－未拉起床欄做好預防、翻身、站姿不穩的病友自己下床。

✤วิธีป้องกันล่วงหน้า

預防方法

1.ควรมีคนคอยเฝ้าอยู่ตลอดเวลา ผู้เฝ้าหากมีธุระต้องวานผู้เฝ้าข้าง เตียงช่วยดูแลหรือแจ้
งนางพยาบาล.

隨時有人陪伴，看顧者如須暫時離開請他床家屬代爲
看顧並或會護理人員。

2.ขั้นตอนป้องกันล่วงหน้าต้องทำตลอดเวลา รัดเข็มขัดนิรภัยให้เรียบ ร้อยและรางกั้นข้าง
เตียงก็เหมือนกัน.

隨時做好安全措施，綁好安全帶或圍床欄。

3.เวลาสับเปลี่ยนที่ต้องสังเกตุดูเตียงหรือรถเข็นคงที่หรือยัง.

轉位時注意輪椅及床的固定。

4.ห้องน้ำต้องปูแผ่นกันลื่นและรางจับต้องคอยระวังตลอดเวลา.

於浴室舖止滑板或扶手及隨時小心。

5.ผู้ป่วยที่ยังไม่สามารถยืนขึ้นห้ามลุกจากเตียงเอง เวลาเข็นรถต้อง คอยระวังสิ่งของกั้น.

站姿不穩的病友避免自己下床，推輪椅時請注意力道
及障礙物。

國家圖書館出版品預行編目資料

好看護的第一本速查手冊（中泰對照版）
／林秀英，何美娜著. --初版. --臺北市：書泉，2011.01
面； 公分
中泰對照
ISBN 978-986-121-641-6（平裝）

1.長期照護

419.79　　99021918

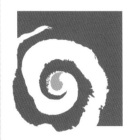

3Q15

好看護的第一本速查手冊（中泰對照版）

作　　者 — 林秀英　何美娜
發 行 人 — 楊榮川
總 編 輯 — 龐君豪
主　　編 — 王俐文
責任編輯 — 劉嫺伈　陳俐君　黃馨婷
出 版 者 — 書泉出版社
地　　址：106臺北市大安區和平東路二段339號4樓
電　　話：(02)2705-5066　　傳真：(02)2706-6100
網　　址：http://www.wunan.com.tw
電子郵件：shuchuan@shuchuan.com.tw
劃撥帳號：01303853
戶　　名：書泉出版社

總 經 銷：聯寶國際文化事業有限公司
電　　話：(02)2695-4083
地　　址：221臺北縣汐止市康寧街169巷27號8樓

法律顧問：元貞聯合法律事務所　張澤平律師

出版日期：2011年1月初版一刷
定　　價：新臺幣250元

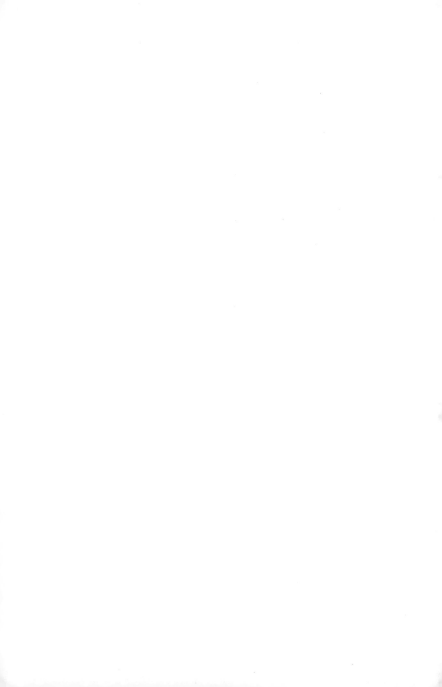